リスクと共存する社会

―食の安全の視点から―

渡辺悦生・大熊廣一　共著

養賢堂

目　次

序 …………………………………………………………………………………1
   参考1：人間はなぜ食べ続けなければならないか ………………………3

Ⅰ. リスクの定義 …………………………………………………………6
  1. 予測できないリスク（止むを得ないリスク）………………………6
  2. あらかじめ予測できたリスク ………………………………………7
  3. 便利性・経済性・安全性を高めるために行った行為から生まれた
    新たなリスク ……………………………………………………………8
  4. 偽装・改ざんから生まれたリスク …………………………………10

Ⅱ. 身近にある様々なリスク ……………………………………………11
  Ⅱ-1. 食のリスク ……………………………………………………11
    1. 細菌性食中毒 ………………………………………………………11
    2. 森永乳業・カネミ倉庫・昭和電工事件 …………………………18
    3. 偽装・改ざん ………………………………………………………21
    4. 元々食品にふくまれる物質 ………………………………………26
    5. 遺伝子組み換え作物 ………………………………………………36
    6. BSE，鳥インフルエンザ …………………………………………39
    7. 放射線殺菌 …………………………………………………………41
  Ⅱ-2. 環境のリスク …………………………………………………46
    1. 水質汚染，大気汚染 ………………………………………………46
    2. 残留農薬 ……………………………………………………………49
    3. ダイオキシン ………………………………………………………51
    4. 放射能汚染 …………………………………………………………54
    参考2：核の崩壊 ………………………………………………………57
  Ⅱ-3. 医療のリスク …………………………………………………60

1. 健康食品・栄養補助食品 …………………………………60
　　2. 食物アレルギー ……………………………………………61
　　3. 薬害，医療ミス ……………………………………………64

Ⅲ. リスクはどこから生まれたか …………………………………68
Ⅲ-1. リスクを持った食品がなぜ出回るのか ………………68
　　1. 食の便利性 …………………………………………………68
　　2. 食の安全性 …………………………………………………69
　　3. 自由経済社会 ………………………………………………70
　　4. 輸入食品 ……………………………………………………71
Ⅲ-2. 環境汚染はなぜ起きたか ………………………………72
　　1. 廃棄物・農薬 ………………………………………………72
　　2. 経済効果優先 ………………………………………………73
Ⅲ-3. 倫理観の欠如 ……………………………………………74
　　1. 不正 …………………………………………………………74
　　2. 過当競争 ……………………………………………………74

Ⅳ. リスクにどう対応するか ………………………………………76
Ⅳ-1. 食の安全 …………………………………………………77
　　1. 世界共通の価値観 …………………………………………77
　　2. 食品衛生法 …………………………………………………79
　　3. JAS法 ………………………………………………………80
　　4. 健康増進法 …………………………………………………81
　　5. HACCP ……………………………………………………81
　　6. 微生物対策 …………………………………………………85
　　7. 自由経済社会と倫理 ………………………………………88
　　8. 遺伝子組み換え作物の安全性 ……………………………89
Ⅳ-2. 環境汚染 …………………………………………………91
　　1. 京都議定書，COP3 ………………………………………93

2. 自然との共生社会 …………………………………………94
3. ポジティブリスト制 ………………………………………95
4. ダイオキシンの毒性評価 …………………………………96
5. 人間の健康におよぼす放射線の影響 ……………………99
参考3：ダイオキシン …………………………………………97

終わりに ……………………………………………………………104

序

　人類はこの世に生まれ，やがて狩猟生活を迎えることになるが，時には生きていくため，あるいは食べるためには自分よりも大きな獲物を射止めなくてはならなかった（参考1）．そこには当然のことながら大きな危険（リスク）が伴ったことは想像に難くない．

　また，現代では刃物を持った男が突然襲ってきたとか，自動車を運転していていきなり追突されたなどのニュースが新聞に度々掲載されている．これらの危険は予測できないリスクと表現しよう．

　一方，安全性の視点からあらかじめ予測できたリスクがある（HACCPの概念）．また，便利性，経済性，安全性を高める視点から行った行為が新たなリスクを生むというリスク（例えば食品添加物）がある．

　リスクの内容は人を死に至らしめるものから地球レベルで汚染を撒き散らすものや転んで怪我をするものまで様々である．しかしながら，ここではリスクの大小ではなく，上記したようなリスクがなぜ生じたかを考えたい．

　リスクの生じる原因はリスクの中味や大小に係わらず，すべてのリスクに共通するものがあると考えるからである．

　2011年3月の東日本大震災では原子力発電所が津波で破壊され，我々は予想をはるかに超えたリスクを負うことになった．それに伴って，原子力発電所をすべて廃棄すべきだという意見が大きくなっている．安全性が何より優先されなければならないが，長期的視点に立てば様々なエネルギー政策がある中，原子力発電もその一部を担っていることは間違いない．

　時代を遡ろう．蒸気機関が作られ，ダイナマイトが発明された．それによって多くの便利性や経済効果が生まれたが，幾多の事故により多くの犠牲者を出したことも事実である．それを乗り越えて今の社会がある．一方で，戦争の兵器として使われることにもなった．

　技術的安全性を考える時に経済性が優先されてしまい，その結果，原発事故のように科学的客観性が信頼されなくなってしまったことは憂慮すべきことではあるが，リスクのより一層の低減方法を考えるべきであろう．なにし

ろ狩猟時代からすでに我々の社会はリスクと共存する社会なのだから.

ちなみに，畑村氏の「失敗学」によれば，いかなる分野でも十分な失敗経験をつむ（十分安全な製品になるには）には200年かかるといわれている．原子力発電は始まってまだ60年しか経っていない．

1904年，ピエール・キュリーはノーベル賞受賞講演で，「ラジウムが犯罪人の手に渡ると，非常に危険なものになるでしょう．……ノーベルの発見はこの良い例であります．強力な爆弾によって私たちは驚くべき事業をしてきました．また，これは人々を戦争に駆り立てる大犯罪人の手に渡ると，恐ろしい破壊の手段にもなります．私はノーベルと共に人類は新しい発見から害毒以上に多くの福利を導きだすであろうと信ずる一人であります」と述べている（渋谷一夫，河村　豊，小林武信，徳元琴代，北林雅洋：科学史概論，ムイスリ出版，2000）．

一方，DNAは1869年にスイス人Miescher（石川　純，DNAから遺伝子へ，東京化学同人，1993）によって，兵士の傷口に巻いた包帯に付いた膿から発見されたが，DNAが純粋に取り出されたのは20数年後であった．一つの理由に，冷凍遠心分離機や電子顕微鏡がいまだ発明されていなかったことを挙げることが出来よう．DNAを高度に精製する，あるいはウランを濃縮するには遠心分離機が必要である．また，現在がん治療法の一つに放射線治療が発展しつつある．ホウ素中性子補足療法ではガン細胞に補足させたホウ素に中性子を当てることにより放射線を発生させ，これがガン細胞を破壊する．原子炉では生じた中性子が核物質に衝突し，α, β, γ線を発生すると同時に核分裂エネルギーを発生する．すなわち，科学の発展には様々な領域の学問が並行して進展することが欠かせない．究極，リスクをいかに低減させるかを考えることが最優先されるべきであろう．

本書ではリスクはなぜ生じるのか．様々な事例から共通の原因を検証し，そしてリスクといかに共存するか，あるいはリスクをいかに低減できるかを食の安全性の視点から検証する．

第Ⅰ部「リスクの定義」では，リスク発生の要因からリスクを4つに分類

し，それぞれについて概説する．

　第Ⅱ部「身近にある様々なリスク」では，現実に生じた様々な問題を提示し，リスクがいかに広範囲に存在するかを明らかにする．

　第Ⅲ部「リスクはどこから生まれたか」では，リスクがなぜ発生するかを食品の安全性や環境汚染を通して考察する．

　第Ⅳ部「リスクにどう対応するか」では，国民一人一人の真の自由と責任，世界共通の倫理観・価値観を通してリスクを低減できることを明らかにする．

　本書が技術者倫理を学ぶ学生さんや食の安全・安心に興味のある読者の皆さんにお役に立てれば幸いである．

参考1：
　人間はなぜ食べ続けなければならないのか
　食品を学ぶにあたって「人間はなぜ食べ続けるのか」は重要な問題である．人間が生きるためには，体温の保持，発育，運動が欠かせない．そのためには，たえずエネルギーを補給しなければならない．
　体温の保持は体内でのあらゆる化学反応を効率よく進行させるために必要で，40℃前後が最適である．
　発育とはあらゆる物質の変化（たとえば，新旧物質の交換）が生体内で動的平衡（バランス）を保っていることを意味する．
　運動とは動く（歩く，走る）ことであるが，それには筋肉の伸び，縮みが不可欠である．
　これらの現象にはいわゆるエネルギーが必要である．このことをわかり易くたとえば，水を湯に変えて，その温度を保つには，たえず外部から電気やガスで温める必要がある．また，物質の変化，たとえば生魚を焼き魚，煮魚に変化させるには焼いたり，煮たりする炭や電気，ガスが必要である．さらに自動車のように動くためにはガソリンの爆発力を必要とすることからエネルギーが必要であることは明らかである．
　それでは，生体内でのエネルギー確保はどのようにおこなわれているのであろうか？

植物は太陽エネルギーを利用して空気中の二酸化炭素と地中から得る水とからデンプンを合成し,酸素を放出する(光合成).デンプンはスクロース,ブドウ糖に分解されエネルギー源として利用される.また,他の体内成分や地中から得た窒素,リン酸などの無機物質と反応してタンパク質,脂肪などが造られる.しかし,動物には無機化合物を同化[*1]する能力がないので,植物の同化産物を食べ,炭酸ガスを放出している.

> *1 同化:外から物質を取り入れ自分の体を構成する成分と同じものにかえること.

$$CO_2 + H_2O + 太陽エネルギー \rightarrow 植物体 + O_2 \text{(植物)}$$
$$植物体 + O_2 \rightarrow CO_2 + H_2O \text{(動物)}$$

生命体は自らの生命を維持するため,必要なエネルギーをATPという化学物質の形にして保存,合成・分解を繰り返している.魚が釣り上げられたとき,バタバタ暴れれば,エネルギーを必要とするが,このエネルギーはATPを分解することによって得られるのである.

一言で言えば,食物から取り入れた栄養素(糖,脂質,タンパク質,ミネラル,ビタミン)を酸素によって酸化し,発生するエネルギーを利用する.エネルギーの大半は体温維持のための熱エネルギーとして使われるが,残りは,たとえば筋肉運動のための化学的・力学的エネルギー,神経伝達のための電気エネルギーとして使われる.下図に食物として食べたタンパク質,糖質,脂質からATPが生産される様子を簡単に示した(図1-1).また,ATPが加水分解されることにより,たとえば,筋肉の収縮が発生する様子を図1-2に示した.

生きるためには,どのような物質がどのくらいの量必要かといった科学的認識は比較的近年になって得られたものである.

日常的に摂取している食品を,含まれている栄養素の特徴に基づき分類したものに三色食品群(表1-1)があり,初歩的な栄養指導に適している.

かくしてわれわれ人間は生きるために食べ続けなければならないのである.

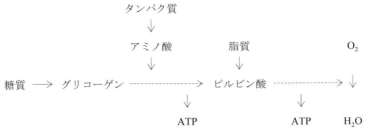

図1-1 ATP生産経路（エネルギーを蓄える）

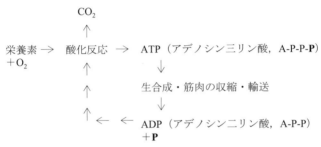

リン酸が一つ外れることによりエネルギーを放出する

図1-2 ATP分解経路（エネルギーを放出する）

表1-1 三色食品群

群別	赤色群
機能	血や筋肉をつくるもの
該当食品	魚介類・肉類，牛乳および乳製品，卵類，豆類
主な栄養素	タンパク質
群別	黄色群
機能	力や体温となるもの
該当食品	穀類，油脂類，いも類，砂糖類
主な栄養素	糖質，脂質
群別	緑色群
機能	体の調子をよくするもの
該当食品	緑黄色野菜・淡色野菜，藻類，きのこ類
主な栄養素	ビタミン，ミネラル

（1952年に広島県庁の岡田正美氏が提唱した）

渡辺悦生・高橋悦子：水産週報，1808号（2010）

Ⅰ. リスクの定義

　リスクとは，一般に「危険，危険度，結果を予測できる度合，予想通りにいかない可能性」を言い，その発生の要因からリスクを以下に述べる4つに分類し，それぞれについて総論的に解説する．

1. 予測できないリスク（止むを得ないリスク）

　現代科学をもってしてもまだまだ予測できないリスクとして自然災害（大雨，台風，竜巻，異常気象など）を挙げることが出来る．

　2011年3月11日，福島第一・第二原子力発電所崩壊を伴った東日本大震災，9月21日大型台風15号，2012年2月7〜9日記録的大雪，3月12日桜島大噴火，雪解け水で地すべり，5月6日つくば市，筑西市，益子市，茂木市，真岡市に竜巻，6月19日大型台風，6月21〜22日九州，中国，東海大雨，7月13日熊本大雨，8月記録的猛暑が続く，9月25日京急電車脱線（大雨による土砂が線路内に流出）9月28日台風17号日本列島縦断，2013年7月上旬の猛暑，7月28日島根県津和野町（100mm/時），山口県萩市（138.5mm/時）を襲った経験したことのない大雨，2014年9月27日の登山者死亡56名，行方不明7名を出した御嶽山の噴火，2015年9月には台風18号から変わった温帯低気圧と日本の東の海を北上する台風19号の影響で関東，東北に記録的大雨が降った．特に，茨城県では鬼怒川の堤防が決壊し広範囲に浸水，関東一円に甚大な被害をもたらした．さらに，2016年4月に発生した熊本，大分両県にまたがる地震は116人の死者を出した．交通事故や犯罪に巻き込まれた事件もまた連日新聞をにぎわしているが，これもまた予測できないリスクの一例であろう．

　この中で東日本大震災での，津波による原発の崩壊はあらかじめ予測できた事故であろうか．あのような巨大地震・津波を想定していなかったことは事実で，崩壊は起こるべくして起こったと断じざるを得ない．予測できたとする考えと予測できなかったとする考えが拮抗しているが，リスクを考える上で最重要課題である．さらに，これらに起因する食品に対する放射能汚染

は予測できたであろうか．危険区域はいち早く封鎖されたものの，気象状況によって危険区域外でも汚染された生鮮野菜や生鮮魚介物が見つかり，風評被害が出るまで消費者を困惑させた．規制値を設けて計測を行ってはいるが予測できないリスクの中に入れるべきであろう．

2. あらかじめ予測できたリスク

　いまや，食品は世界中から日本に集まり，一方，日本から世界中へと輸出されている．

　1960年代，宇宙飛行士の食事を製造していた食品メーカーのBawman博士は，地球上の病原性微生物が食品とともに宇宙空間に運ばれてばら撒かれる事になりはしないかと危惧し，「種を播いて，収穫し，飛行士の口に入るまで」を無菌的に扱えば，この問題は防げると考えた．これを受けて，アメリカFDA（Food and Drug Administration, アメリカ食品医薬品庁）は，食品を製造する際，微生物に限らず予測されるあらゆる食品危害を未然に取り除くことを義務づけたHACCP（Hazard Analysis and Critical Control Point）概念を提案し，法制化した．これにより，食品の安全性を脅かすリスクはあらかじめ予測できることになった．これまで日本でのHACCP対応は自主衛生管理システムと位置づけられており，微生物管理，品質劣化防止（温度管理）などが徹底して行われている．一方で，環境汚染から発生したHg（水銀），ダイオキシン，農薬（PCB，DDTなど），放射性物質などは規制値を設けており，これらに係わる食品はその検査が行われる仕組みになっている．この規制値の決め方はその化学物質が遺伝子に損傷を与えるか否かによって異なる．遺伝子に損傷をあたえる放射性物質の場合は，これ以下なら健康に影響がないとする最小値（閾値）がないとするのが現在の考え方なので，例えば摂取量に対してガン発生率が極めて小さければ実質的には安全と考える．一方，遺伝子に損傷を与えないけれども有害といった場合には，毒性が観察されなかったかあるいは毒性が観察された場合，最小の摂取量をもって人が一生涯にわたり摂取しても健康に対する有害な影響がないとする一日あたりの摂取量（一日摂取許容量；ADI, acceptable daily intake）

を規定している.

　消費者の立場に立てば，ある日普通にお店で食事をしたら食中毒になったというような事例は，お気の毒というしかないぐらい予測できないリスクであろうか．生産者あるいは販売人が徹底した品質管理をしていれば未然に防げた話ではなかろうか．砒素入り粉ミルク事件，BSE 肉の混入，鳥インフルエンザ問題も然りである．

3. 便利性・経済性・安全性を高めるために行った行為から生まれた新たなリスク

　ひと手間で食べられる（簡便性），居ながらにしてフランス料理やイタリア料理が食べられる，また，いかに安く仕上げるか（経済性），いかに日持ちを良くするか（いかに安全性を高めるか）．これら私達の要望に応えるため多くの食品添加物が使用されている.

　当初は，バターの代用品として生まれたマーガリンは今でこそ一人歩きをしているが，そこには安定化剤，酸化防止剤，硬さを調節するための水素添加が施され新たにトランス型脂肪酸の生成を引き起こしている．

　あらゆる加工食品に添加された安定化剤や保存料は，居ながらにして食を楽しむ影の役割を演じているといってもいいだろう．貯蔵性を高めるために一時期使用された抗生物質もその残留量が問題となりその使用が禁止されたが，稚魚の疾病予防等での使用は認められている．しかしその残留は認められていない．

　一方，遺伝子組み換え作物の安全性もまた消費者にとっておおきなリスクになっている．いまだそれによる食の安全性が損なわれたという報告はないが，フランス・カン大学などの研究チームがまとめた結果では，遺伝子組み換えトウモロコシを食べさせたラットは，食べさせないラットに比べ，成長や腎臓の機能などを示す数値に，明らかな差が生じたとしているニュース（2007.6.14, 日経）もあり，生産者が積極的に情報を開示すべきであるし，徹底した管理を義務づけるべきであろう．

　さらに環境汚染の事例を挙げるとすれば殺虫剤 DDT[1] であろう．DDT は

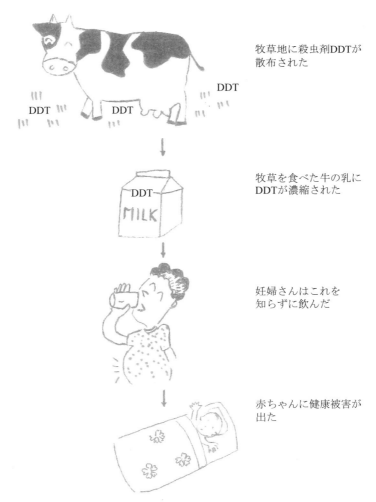

図 I-1　環境汚染が食の安全を脅かした一例

スイス人，Paul Herman Muller によって開発された強い殺虫性，即効性，持続性に優れた殺虫剤で，日本でも戦後多用されたが，牧草を通して牛乳に混入し，赤ちゃんに被害がおよぶ結果となった（図 I-1）．しかしながら DDT の散布を止めるとマラリアが蔓延し，毎年200万人もの死者が出るの

も事実である．現代の車社会もその便利性とは裏腹に放出される炭酸ガスの対策を急がなければならない．

4. 偽装・改ざんから生まれたリスク

　2008年未曾有の大事件となった中国産メラミン入り粉ミルク事件では，中国で乳幼児30万人近くがその被害を受けた．母親はそんな偽装など微塵も知らずに赤ちゃんにミルクを飲ませたことであろう．一方，農水省は2002年「食品表示110番」を開設したが，食品不正の情報提供が年々増加している（日経新聞，2008.1.15）．ちなみに，表示不適切（不正表示）の内訳は消費期限や原材料などの改ざん，規格・基準の不適合，品質不良，異物混入（農林水産消費安全技術センター調べ）などである．消費者は表示の内容を見て商品の内容を判断する．したがって表示偽装・改ざんは，あらかじめ予測できないリスクでは片付けられない，一種の犯罪である．生産者，販売者の猛省を促したい．

　ところで，2015年4月から食品表示のルールが改正された．特に，健康の維持・増進が期待できることを科学的根拠（学術論文でも可）に基づいて容器・包装に表示できることが一大特徴である．新しい表示は国の事業審査を必要としないが，言うまでもなく事業者の責任は重い．

引用文献
1）新海　浩，DDT その栄光と没落，化学，48，441-446（1993）．

II. 身近にある様々なリスク

II-1. 食のリスク

　放射能汚染された生鮮野菜，魚介類をはじめ，遺伝子組み換え作物，食中毒，表示偽装・改ざん等々食のリスクはある日突然わが身に降りかかってくるものもあるし，注意すればリスクに遭遇しなくてすむ場合もある．過去の事例に基づき食のリスクを以下のように区分して解説する．

1. 細菌性食中毒
2. 森永乳業・カネミ倉庫・昭和電工事件
3. 偽装・改ざん
4. 元々食品にふくまれる物質
5. 遺伝子組み換え作物
6. BSE，鳥インフルエンザ
7. 放射線殺菌

1. 細菌性食中毒

　食中毒は食品衛生法によって「飲食物そのもの，および器具，容器，包装を介して人体に入ったある種の有毒有害な微生物や化学物質によって起こる急性または亜急性の生理的異常（胃腸炎病状を主要兆候とする）」と示されている．栄養素の不足等を別にして，食品に由来する健康障害を食性病害と総称するが細菌性食中毒などはこの中に位置付けられる[1]．食中毒の事件数（図II-1）およびそれに関与した患者数（図II-2）は近年減少傾向にある．

　これまでの食中毒菌の代表は腸炎ビブリオやサルモネラ菌であったが，ここ10年来カンピロバクターによる事例が増加している（図II-1）．とはいってもサルモネラ，腸炎ビブリオ，カンピロバクター，病原性大腸菌が食中毒菌の80%を占めている．また卵や生鮮魚介類に対する衛生管理の強化でサルモネラや腸炎ビブリオの発生は減少した．一方，乾燥に弱く，微好気性細菌

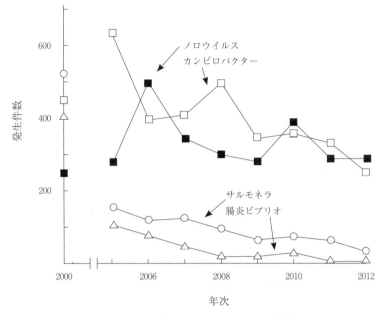

図Ⅱ-1 原因菌別に見た食中毒発生件数
厚生労働省データより作成

のカンピロバクターはわずかな酸素があれば増殖するので密閉容器内では逆に生き残って繁殖する．これが食中毒予防対策を難しくしている．一方，ノロウイルスによる食中毒は発生件数，患者数共に2006年急激に増加したが，現在は半減している（図Ⅱ-2）．ノロウイルスは1972年にアメリカの小学校で発生した急性胃腸炎患者の便から発見された．発生原因はノロウイルスに汚染された貝類（特に生ガキ）を十分に加熱しないで食べたこと，ノロウイルスに感染した人の糞便あるいは吐物が周りの物に触れ直接，間接に口にはいることである．

　ウイルス性食中毒は細菌感染とはいくつかの異なる点がある．すなわち，①ウイルスは核酸とタンパク質からなる生物と無生物の中間的な存在で，宿主細胞内でのみ増殖する．したがって，②ウイルスは食品中で増殖しない．このため食品中には通常存在しないが，カキ，エビ類などには存在してい

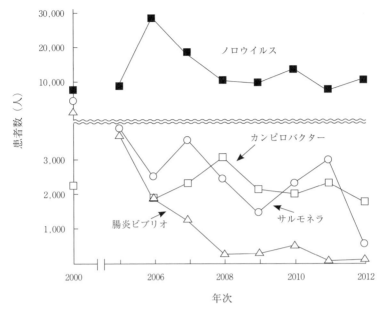

図Ⅱ-2　原因菌別に見た食中毒患者数
厚生労働省データより作成

る．（不特定多数の人から排泄されたウイルスが大雨のときに下水処理場で十分に処理されないまま河川，海に放流され，それがカキの中腸線に濃縮，蓄積される）．③食品中の汚染ウイルスを検出できない（ノロウイルスには遺伝子型が多数存在し，このことが遺伝子に基づくウイルスの検出・同定を困難にしている）．④ウイルスは酸に強く（人の胃内でも生きている），乾燥に強いが熱には弱い．

　ウイルスはカキを含め二枚貝の中腸線に存在するので表面の洗浄だけでは除去することは難しく，汚染したものは貝の中心部までを85℃で1分以上加熱することが大事である．また嘔吐物，糞便は乾燥しないうちに直ちに処理することが望ましい．乾燥すると空気中に漂い，容易に落下せず漂い続け，人の口に入り感染する．

　また魚肉には様々な微生物が付着しているが，これらの微生物がすべて腐敗に関与しているとは限らない．魚肉の温度，酸素，pH，水分，無機塩，

有機栄養分などの環境条件に適した微生物が増殖し，優先する．ところが微生物にとっての環境は刻々変わるので，劣勢であったものが増殖し，新しい微生物フローラ（集団）を形成する．魚肉成分の変化は化学的・生物学的に起こり，やがて腐敗にいたる．たとえば，0℃位の保存では好気性（酸素がないと生きられない）あるいは通性嫌気性（酸素があっても，なくても生きられる）の低温細菌が増殖し，10日も過ぎれば，表皮上で菌数は$10^7/cm^2$に達し腐敗に至る．この場合，*Pseudomonas*, *Alteromonas* の両属が優先菌となる．しかし，この魚を，たとえば20℃に放置すると，上記2種以外に *Flavobacterium* や *Micrococcus* 属なども優先し，0℃保存の場合とは異なる細菌フローラによる分解作用が進行する．

　魚が腐るということは，そこに腐敗菌が増殖している状態をいうのであって，単純に化学変化で変色したなどという状態（変敗，変質）とは区別される．したがって魚介類が腐りやすいということは，魚介類には腐敗菌が増殖できる良い環境があるということにもなる．

　魚介類の特徴を挙げれば，なんといっても水分量が多く，結合組織が畜肉のそれにくらべて脆弱で量も少ないことである．また，死後硬直（後述）時間が短いことも特徴のひとつである（表Ⅱ-1）．

表Ⅱ-1　死後硬直時間（5℃）

牛	豚	鶏	魚
8-10日	4-6日	半-1日	5-22時間

　さらに，魚介類の皮膚にはいわゆる海洋細菌も含めて10^3〜10^5個/cm^2位の多くの細菌が付着している．詳しく述べると，生きた魚介類では筋肉や体液は無菌であるが，皮膚で10^2〜10^5個/cm^2，えらで10^3〜10^7個/g，消化管で10^3〜10^8個/g程度の菌（*P. Fluorescens*, *A.putrefaciens*, *Vibrio*）が付着しているといわれている．

　また，魚油には，他に例を見ないEPA，DHAといった高度不飽和脂肪酸が多いため，油脂の酸化が並行して起こり，食品の品質低下を早めることに

なる．つまり，食品の中では，腐敗だけが単独に進行するわけではないのである．様々な要因が相互に関与しあった結果をわれわれは腐っていると表現しているのである．

　マグロを例に詳細を述べると，魚は生きているとき，その筋肉中には毛細血管から運ばれてきた十分な酸素があるが，死後，生理機能が失われると，酸素は筋肉の隅々まで運ばれなくなり嫌気状態になる．その結果として，繊維性タンパク質間に強い結合をもたらし，いわゆる硬直を起こす．時間とともにこの結合が緩み，筋肉は徐々に軟化する（解硬）．解硬とともに筋肉内の各種酵素の働きによりタンパク質が分解されたり，その他の低分子化合物が生成されるようになり（これを自己消化といって，腐敗菌は関与していない），その結果，細菌の増殖が著しく進行し，腐敗に至る．

　マグロ肉の水分は赤身で68％程度で，このうちの15～20％が結合水（タンパク質と強く結合していて，いわゆる物質を溶かす水としての働きはしない）で，残りは自由水といわれ，上記した分解物などを溶かし込んだいわゆる水であって，これが腐敗細菌の増殖する『場所』である．

　ところで，魚介類は腐敗に先立ち異臭を発生するが，代表的例は海産魚特有のトリメチルアミン（TMA：魚の不快な生臭さ）であろう．海産魚は浸透圧を調整するためにトリメチルアミン-N-オキシド（TMAO：気持ちの良い潮の香）をエキス成分として保持しており，これが *Shewanella putrefaciens* 菌などが産生する TMAO 還元酵素によって TMA に変化する．初期腐敗を示す指標として用いられている．更なる鮮度低下は，微生物が産生する酵素の作用によるアミノ酸の脱アミノ反応や脱炭酸反応からアンモニアやアミン類が生成される．アンモニアの閾値は高いので，この臭いが感じられるときはもはや煮ても焼いても食べられない．ちなみに淡水魚にはTMAO は存在しない．新鮮な川魚の匂いはピペリジンである．また，サメ類は，代謝最終生成物が尿素であり，細菌のウレアーゼによりアンモニアを多量に生成するので，アンモニア臭から腐敗を判断することは難しい．

　一方，同様にして生成されたポリアミンには，アレルギーを引き起こすヒスタミンやチラミン，カダベリン，プトレッシン，アグマチンがあるが，た

とえば，ヒスタミンは*Proteus morganii*菌が産生する脱炭酸酵素の作用によってヒスチジンから生成される．後述するが，ミリン干しにヒスタミンが筋肉1g当り3〜10mg程度存在すればヒスタミン中毒を起こすといわれている．また，これまで，ヒスタミン産生菌は中温菌であったことから，低温貯蔵でヒスタミンアレルギーは防げると考えられていたが，低温好塩性ヒスタミン産生菌も報告されており，注意が必要である．

表Ⅱ-2に各種バクテリアの増殖最低温度を示したが，その増殖温度幅は広く，低温に保持されていても食中毒の心配をしなければならない．

魚介類による食中毒の90％は腸炎ビブリオ菌が原因菌である．腸炎ビブリオ菌は中温性，好塩性の海洋細菌で低温に弱く5℃では増殖できず，次第に死滅する．2007年に発生したいかの塩辛による食中毒事件は，伝統的な塩辛の塩分濃度（15〜20％）では増殖しない腸炎ビブリオが低塩分濃度（約4％）の製品中で増殖したために発生した．

本菌の至適条件での世代時間は7〜8分である．いま，仮に初発菌数を100個/魚肉1gとすると，1.04時間後12,800個/g，2時間後1,638,400個/gとなる．腸炎ビブリオ菌の食中毒発症菌数は10^6個/魚肉1gである．つまり2時間後上記魚肉を1g摂取しただけで食中毒にかかる可能性を示している．

表Ⅱ-2 微生物の増殖最低温度

カンピロバクター	31℃	
腸炎ビブリオ	10℃	
大腸菌	10℃	
ブドウ球菌	6.7℃	（毒素生産限界：10℃）
サルモネラ菌	5.2℃	（毒素生産限界：10℃）
ボツリヌス菌A		（毒素生産限界：10℃）
ボツリヌス菌B		
ボツリヌス菌C		（毒素生産限界：3.3℃）
リステリア菌*	0℃	
ノロウイルス*	85℃×1分で死滅	
E型肝炎ウイルス	十分な加熱で死滅	

＊印はここ数年急増している

1885年Salmonが豚コレラ菌を発見．以後生物学的免疫学的に類似した細菌が次々と発見され，これらを総称してサルモネラ（salmonella）という．本菌はネズミ，ネコ，イヌ，家畜，鳥などほとんどすべての動物に分布している．加熱不十分の焼き鳥やレバ刺は危険である．1999年にいか乾燥菓子によるサルモネラ食中毒が発生している．

　ボツリヌス菌の毒素は熱で破壊されるが，加熱調理食品では0℃以下に保存すべきである．1984年熊本で死者12名を出した常温におかれた辛子レンコン袋詰めの事例がある．

　大腸菌は人や動物の腸管内に常在する腸内細菌で本来は病原性を持っていない．しかし，特定の菌株には病原性を有するものがあって，食中毒を発生させる．これを病原性大腸菌と呼び5種が存在する．ベロ毒素産生大腸菌O157（O抗原を持ち，157番目に発見された意）はそれらの1種で腸管上皮細胞に作用して出血性の下痢を起こすだけでなく，血中に吸収されて全身に移行し，腎臓に作用すると溶血性尿毒症症候群，また，脳では急性脳症を引き起こすなど致死的に作用する．本菌は1982年米国オレゴン，ミシガン州でハンバーグステーキによる集団食中毒の原因菌として特定された．日本では，1990年埼玉県の幼稚園で井戸水による下痢等が発生し，268人中2人が死亡した．1996年大阪で学校給食が原因で9000人以上が感染し，小学生3人が死亡している．また，2002年栃木県で9人，2011年焼肉店で5人の死者がでた．2012年8月，北海道で「白菜きりづけ」を原因とする大腸菌O157食中毒で7人が死亡している．

　最近，キャベツサラダ，殺菌乳等で低温食中毒原因菌としてリステリア菌が発見されているが，ヒスタミン産生菌同様，今後低温流通現場で十分な監視が必要である．日本では輸入生ハムから検出されている．

　2000年に発生した雪印乳業の集団食中毒事件では発症者が一万人を超えたが，それは黄色ブドウ球菌毒素エンテロトキシンA型が原因菌であった．乳業工場では原乳は図Ⅱ-3（太線）にしたがって出荷されるが，パック詰めの折，余った乳は充填機を通り，一時，余り乳タンクに貯蔵され，バブルを介して再び調合タンクに戻される（細線）仕組みになっている．

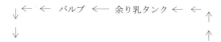

図Ⅱ-3　原乳が出荷されるまで

　ここで重要な問題は，毎週1回行なわなければならないバルブの洗浄が3週間放置されたままであったことである．この間に黄色ブドウ球菌が繁殖した．さらに悪いことに，工場内の電気室のトラブルで約3時間の停電が発生し，原料乳が高温状態で放置され，この間に黄色ブドウ球菌は爆発的に増殖した．130℃，2秒間の殺菌機を通って菌は死滅しても生産された毒素エンテロトキシンは熱に強く，分解されない．この製品乳が西日本10府県の約4500店舗に配送されてしまった．

　さらに，カビ毒についても指摘したい．カビ毒アフラトキシンは農産物に付着して米国から入ってきた可能性が強いが，その発ガン性は強く，人の肝臓ガン発生に深く関与していることが明らかにされている．2008年にタイ産食用米から発見されたが流通前に出荷を停止し大事には至らなかった．また，15年ほど前，ペットボトルのミネラルウオーターにカビ（1995年，ニュージーランド産）やレジオネラ菌（2000年）が混入していることが分かり，両者合わせて83万本が回収されたが，幸い健康被害は報告されていない．除菌フィルターの不具合が原因であったようである．

2. 森永乳業・カネミ倉庫・昭和電工事件[2,3]

　タイトルに示した3例はいずれも企業の管理体制に「おちど」があったとしか言いようのない事故であった．

　1955年，森永乳業の製造した粉ミルクに大量の砒素が混入し，これを飲んだ乳児が高熱や激しい下痢などを起こした．死者130人，患者は12,000人に達した．その後，後遺症の深刻さも明らかになった．森永乳業は責任を認め，患者の救済を約束した．現在も医療支給などを受ける被害者は約6,000人にのぼり，そのうち約700人は後遺症で苦しんでいる．

　粉ミルク製造では，原乳の品質を一定にするため，各地から集められた原

乳を一箇所に集め乳質安定剤として第二リン酸ナトリウムを添加しているが，これが工業用だったために大量の砒素が不純物として混入（20〜35ppm）していた．販売元は精製して使うのだろうと思い，使用者側は食品用の純度の高い（当然砒素などは含まれない）リン酸塩と思い込み精製なしに使用したことが明らかにされた．最近では中国でピータン作りに工業用硫酸銅が使われた疑いが強まり加工場を閉鎖した例がある（2013）．

また1968年，カネミ倉庫（株）が製造したカネミライス油にポリ塩化ビフェニール（PCB，図Ⅱ-4）が混入し，これを食べた人たちが身体に吹き出物，手足の痛みやしびれ，目やに，低血圧などの症状を訴えた事件がある．福岡県を中心に西日本各地に広がり，患者数は14,000人に達した．

油の取扱い時には流動性を持たせるため（作業がし易くなる），通常50〜60℃に加温する．この時，温度が低下しないように保温剤とも言うべきPCBを配管中に通して使用し，これをスチーム等で加温するシステムになっている．カネミライス油の場合，脱臭を目的にPCBの入った管を原料油タンク内に挿入したわけであるが，当初，長年の使用によりPCB管が腐食し，ピンホールができ，そこからPCBがごく少量ずつ油の中へ漏れ出したと考えられた．しかし，なぜ一定の期間だけ製品にPCBが混入したのか説明がつかなかった．その後，PCBはタンク内パイプ接合部から漏れていたことが明らかにされた．

問題は，まず第一にパイプ接合部がタンク内にあったのは設計ミスである．第二に接合部からPCBが漏れればどこからもれているかが把握できたはずである．なぜなら閉鎖系循環ラインであればPCB量の減少は起こらな

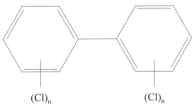

図Ⅱ-4　PCBの化学構造

いはずである.実際,企業側は接合部を締めなおすことによってPCBの新たな漏れを防いでいた.最悪な事態は漏れ出したPCBは一部,加熱によってポリ塩化ジベンゾフラン(PCDF,図Ⅱ-5)やCO-PCB(コプラナーポリ塩化ビフェニール,PCBの異性体[*1],図Ⅱ-6)になるが,これらはダイオキシンの一種で,PCBより影響力は大きく,油症発症の原因となった.2012年8月に成立した被害者救済法に基づき,83人が患者と認定された.

* 1 異性体:PCBとCO-PCBとにおいて塩素の数は同じでもその結合場所が異なるものを異性体という.

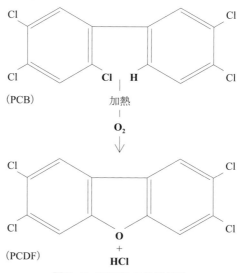

図Ⅱ-5 PCDFの化学構造

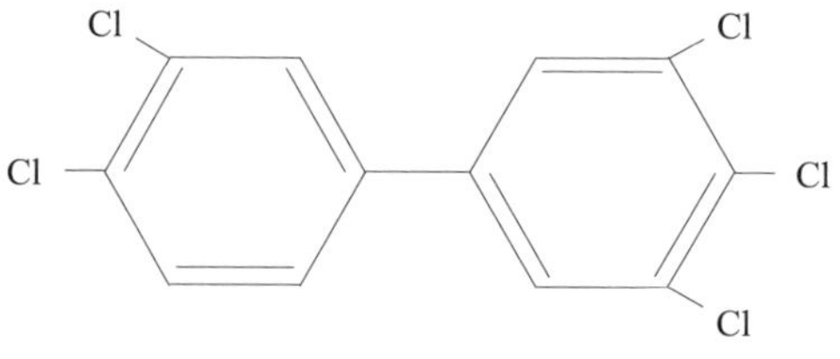

図Ⅱ-6 CO-PCBの化学構造

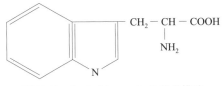

図Ⅱ-7　トリプトファンの化学構造

　1989年，昭和電工が米国で販売したサプリメント，「トリプトファン」(必須アミノ酸の一種，図Ⅱ-7) を摂食した人に筋肉痛や発疹を伴う症例が大規模に発生した．被害件数は1,500以上に達し，38人の死者がでた．
　トリプトファンはバイオテクノロジーを駆使した最先端技術で製造された．微生物にトリプトファン生成遺伝子を組み込み，いわゆる醗酵法でトリプトファンを大量生産した．詳細な分析の結果，分析チャート上にはトリプトファンを示すピークより前に不明な小さなピーク(その後トリプトファンの前駆体であることが判明) が出現したが，意味あるピークではなかろうと一蹴されてしまった．その時すでに出荷の準備も終わっていた．
　裁判では，当初，新しい技術であったのでそのような小さなピークを示す微量成分が悪さすることなど予想できなかったであろうと企業側に同情的であったが，その小さなピークの存在を知りえていたこと (無視した行為) が明らかになると，一転企業側の敗訴となった．

3. 偽装・改ざん

　農林水産省によるとウナギの産地偽装表示は2007年から2008年にかけての約一年間で12件が明らかにされている (表Ⅱ-3)．
　水産物に限れば，古く1995年にインド産冷凍エビからコレラ菌が検出され，水際で拡散が防止された．また，中国産加工ウナギから合成抗菌剤が検出され (2002) たり，韓国産シジミを国産と偽ったり，ごく最近では中国産キャビアをロシア産，台湾産うなぎを国産と偽った事件 (2008) が頻発している．ちなみに2007年，表示不適切などの理由で自主回収された件数は食品全体で756件，そのうち加工魚介類に関するものは67件であった (日経，

表Ⅱ-3　うなぎの産地偽装（日経2008.9.6）

2007.9.28	中国・台湾産ウナギを宮崎県産と表示
2007.11.8	台湾産ウナギかば焼きを国産と表示
2008.2.20	中国・台湾産ウナギを国産と表示
2008.6.18	台湾からの里帰りウナギに国産という産地証明を発行
2008.6.25	中国産ウナギかば焼きを愛知県三河一色産と表示
2008.7.4	台湾産ウナギかば焼きを四万十川産と表示

日経，2008.9.6より

2008.1.15).品質の保証はもちろんであるが，消費者にその根拠を開示することによって安心，安全が認められるわけで，魚の履歴開示は困難ではあるが，避けて通れない問題であろう．

　これまで食品表示は，JAS法，食品衛生法及び健康増進法の3つの法令により定められていた．このため制度が複雑で分かりにくいものとなってしまっていた．そこで3法の規定を統合した「食品表示法」が2015年4月1日よりスタートした．この法律では，栄養成分表示の義務化とともに，新たに「機能性表示食品」の制度が創設された．しかし，法制上の安心・安全が整備されたからといっても，これを実効あるものにするには，
　① 食品の安心・安全を脅かす危害に対する共通の認識
　② 科学的検証結果の尊重・遵守
に基づく安心・安全の担保であり，表示の改ざん，捏造はこの1，2の欠落以外の何ものでもない．
　さらに，国際的視野に立てば，
　③ 生態系の正しい理解と環境保全
　④ 世界的規模での資源の公平な分配
に関する倫理観を構築しなければならないし，危害を予測できる能力の養成

も必要であろう．

　消費者側に立てば，人間が食べるということが生物環境や地球環境とどう関連しているのかを改めて考える必要がある．食生活の変化による食べ残し，生ごみ，食品廃棄物等が増加し，これが生食連鎖，腐食連鎖[*2]に影響をおよぼし，環境問題となっている．食べ残しは厳しくいましめられなければならない．

　安心・安全への志向はメーカーに原料調達の段階から製品責任を求める．企業が社会の一員として，社会的公正さや環境への配慮を活動のプロセスに組み込む責任（CSR）を認識しつつあることに期待したい．

* 2　生食連鎖，腐食連鎖：人間は食べなければ生きて行けない．光合成によって植物中に作られた有機化合物は，それを捕食する草食動物や微生物，さらにそれを捕食する肉食動物，そしてすべての段階の生物を捕食する人間へと利用される．これを生食連鎖という．一方，生食連鎖から生じた排泄物や死骸は腐食連鎖をたどる．すなわち，それらは，まず細菌や菌類などの微生物によって分解され，様々な有機，無機化合物になり，これらは植物に利用され，再び生食連鎖へと繋がる．
CSR：Corporate Social Responsibility

　不当表示はうなぎに止まらず，2008年，キャセイ食品は中国産冷凍野菜を国産と表示，丸共は2007～2008年にかけて中国産タケノコを国産とか徳島産などと偽装表示（大阪），エンゼル産業は養殖アユを天然アユと偽装表示した（横浜）．また，そごう，西武が中国産キャビアをロシア産と表示，友田セーリングはロシア産ズワイガニを国産と表示（鳥取県），青森県果工が中国産濃縮果汁を使いながら青森県産リンゴ果汁使用と表示した．

　2009年に入って，斉藤食品工業はロシア産ワラビを山形県産と偽装表示，などなどこれらは偽装表示の一部でしかないが，いずれの場合も健康被害が報告されていないのは幸いである．さらに2013年に入り，食材の偽装表示が全国の著名なホテル，百貨店に拡大した．

　次に揚げる偽装はさらに手の込んだもので，一つ間違えれば食中毒を発症する危険性がある．

1997年，フィリピン産冷凍マグロに人工的に赤身をもたせ鮮度を良く見せかけるために食品衛生法では認められていない一酸化炭素を使用した例が明らかとなり輸入業者等に回収，販売禁止等の処分が行なわれたが，関西地方を中心に小売店や飲食店に販売された．

　2007年には，まるいち加工がスモークサーモンなどサケ加工品に食品衛生法の基準を超える大腸菌群が検出されたことを知りながら出荷（福島），さらに2008年，丸明は愛知県産牛肉を「飛騨牛」と偽装表示し，さらに等級偽造，消費期限切れの牛肉を使用，加工日改ざん等々を2年に渡って行なっていた．

　ミートホープは豚肉を混ぜたひき肉を牛ミンチとして出荷，20年にわたって表示外の肉や内臓を混ぜる不正が続けられた．

　クリエイト・レストラン，老舗吉兆では客の食べ残し（手付かずで戻って来たと判断したもの）の牛肉，アユの塩焼きやツマの使いまわしをしていたことが発覚した．

　三笠フーズは事故米[*3]を転売．2000年頃より事故米の納入を開始，食用への転用は2004～2005年頃より始めた．事故米は精米などに加工，焼酎製造業者などに販売．10円/kg程度で仕入れ35～50円/kgで販売していた．

　　*3　事故米：基準値を超える残留農薬が検出されたり，保管中にカビが生えるなどして食品として使用できなくなった米で事前に使途（工業用，肥料，飼料）を申請すれば購入できる．通常の米の1/15の価格．

　一方，菓子メーカーである石屋製菓や赤福が製造年月日，賞味消費期限の改ざんを行っていたことも明るみになった．

　不二家は期限切れ原料を使い洋菓子を製造出荷．期限切れ原料使用が過去7年間で18件あったこと，一年間に苦情が1700件あったこと，また消費期限の表示違反は頻繁に行われていたことが明らかにされた．さらには細菌検査で検査結果がマニュアル基準をオーバーしてもそのまま販売するなどずさんな品質管理が浮き彫りにされた．遡れば1995年にも洋菓子「ペコちゃんのほっぺ」で食中毒があり，9人の被害者を出した．教訓が生かされず，ずさん

な品質管理が常態化していたといわざるを得ない．

偽装改ざんで最悪の事態を引き起こしてしまった事例は2008年の中国産粉ミルク事件であろう．被害を受けた乳幼児は29万人近くに上った．

中国産粉ミルクはミルク中のタンパク質濃度を高くするために，窒素化合物のメラミン（図Ⅱ-8）を添加することによってタンパク質量を偽装した．

すなわち，タンパク質中に含まれる窒素量はおおよそ16％である．したがって窒素量が明らかにされればタンパク質量は計算（乳・乳製品では窒素量に6.32，落花生では5.46を乗じる）で求められる．窒素化合物を添加すれば，窒素量が増加する．すなわちタンパク質量が高く計算されるわけである．

タンパク質量を求めるにはタンパク質を分離するか，構成アミノ酸を求めれば正確であるが，従来の測定法では煩雑すぎて多くの測定時間を要するわけで，その隙を突かれたものといえよう．これを受けて，国連の国際食品規格委員会（コーデックス；codex）はメラミン濃度を1 mg/粉ミルク kg 以下と定めた．

最後に，食の安全・安心に直接関係はないが，雪印食品，協畜の偽装はまさに犯罪である．

2001年，国内でBSE感染牛が発見されたため，国はBSE全頭検査前に処理された国産牛肉を事業者から買い取る対策を講じた．雪印食品はこれを悪用，安価な輸入牛肉と国産牛肉とをすり替えて申請，交付金を不正に受給し

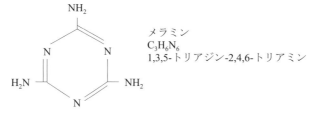

図Ⅱ-8　メラミンの構造と窒素量からタンパク質量を求める式

た.また,協畜は差額関税制度[*4]を悪用し,安価な豚肉をデンマークから輸入し,税額が少なくなるように水増しした価格を輸入申告書に記載し,関税を不正に免れた.

> [*4] 差額関税制度:輸入豚肉の自由化に伴い国内農家保護のため,1971年に創設された.安価な輸入豚肉には国産肉の流通価格などを参考に設定された基準価格に達するまでの差額分を課税する.

4. 元々食品にふくまれる物質

(1) 油脂食品とトランス型脂肪酸,グリシドール

バターは生産量が少なく,高価であったためその代替品として作られたものにマーガリンがある.今でこそマーガリンはその存在が認められているが,元々はバターの代用品として19世紀後半に発明された.簡単に言えば,牛乳の脂肪部分を集め,加塩して練圧したものがバターであるが,この脂肪部分を植物油,魚油に置き換えたものがマーガリンである.牛乳の脂肪部分は常温で固体(牛乳中の脂肪は乳化しているので液体に見える)であるが,植物油,魚油のそれは液体である.この違いは固体脂の場合は構成脂肪酸がほとんど飽和脂肪酸(過剰摂取するとコレステロール合成を促進する)であるのに対し液状油の場合は不飽和脂肪酸(コレステロールの排出を促進する)が非常に多いことである(図Ⅱ-9).

液状のままでは固化できないので不飽和脂肪酸を飽和脂肪酸に変える必要がある.そこで不飽和部分に水素を付加させる(これを水素添加という,図Ⅱ-10)と飽和脂肪酸ができるが,水素添加を加減することで,冬でも夏でも程よい硬さのマーガリンをつくることもできるし,揚げ物などではサクサク感を与えることも出来る.

しかしながら,水素添加をすると図Ⅱ-11に示すようなトランス型の脂肪酸(トランス型脂肪酸)を生じ,これを多量に摂取すると悪玉コレステロール(LDL)を増加させ心臓疾患のリスクを高めるなど健康に悪影響を及ぼすことが明らかにされている.

トランス型脂肪酸はマーガリンに限らず,水素添加を施したショートニン

Ⅱ. 身近にある様々なリスク

```
   H  H  H  H  H  H  H  H  H  H  H  H  H  H  H  H  H   O
   |  |  |  |  |  |  |  |  |  |  |  |  |  |  |  |  |   ‖
H— C— C— C— C— C— C— C— C— C— C— C— C— C— C— C— C— C— C— OH
   |  |  |  |  |  |  |  |  |  |  |  |  |  |  |  |  |
   H  H  H  H  H  H  H  H  H  H  H  H  H  H  H  H  H
```
(飽和脂肪酸：例 ステアリン酸)

```
   H  H  H  H  H  H  H  H                 H  H  H  H  H  H  H  H   O
   |  |  |  |  |  |  |  |                 |  |  |  |  |  |  |  |   ‖
H— C— C— C— C— C— C— C— C = C— C— C— C— C— C— C— C— C— C— OH
   |  |  |  |  |  |  |  |                 |  |  |  |  |  |  |  |
   H  H  H  H  H  H  H  H                 H  H  H  H  H  H  H  H
```
(不飽和脂肪酸：例 オレイン酸)

図Ⅱ-9 飽和脂肪酸と不飽和脂肪酸

```
   |  |  |     |  |     |  |
 — C— C— C = C— C— C = C— C— …… COOH    (不飽和脂肪酸)
   |  |              |
        ↓ H₂

   |  |  |  |  |  |  |  |
 — C— C— C— C— C— C— C— C— …… COOH    (飽和脂肪酸)
   |  |  |  |  |  |  |  |
```

図Ⅱ-10 水素添加

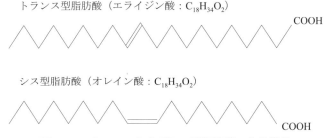

図Ⅱ-11 トランスおよびシス型脂肪酸の化学構造

グ等にも含まれるので，これを材料にしたケーキ，揚げ物等からもトランス型脂肪酸は摂取されることになる．

WHO（世界保健機構）および FAO（国連食糧農業機関）の食事栄養および慢性疾患予防に関する合同専門家会合ではトランス型脂肪酸の摂取量を

1日当たりの総エネルギー量の1%未満とするように勧告し，アメリカでは2006年から表示が義務付けられた．幸い日本人の摂取量は少ないので健康に被害が出たという情報はないが，表示義務化（食品100g当り0.3g以上含まれる場合は含有量を表示する案）は先送りされている．

一方，脂肪の主要成分はトリグリセライド（トリアシルグリセロール）すなわち中性脂肪であるが，これはグリセロール（グリセリン）と脂肪酸のエステル[*5]である（図Ⅱ-12）．

> [*5] 酸とアルコールの結合したものをエステルという．グリセリン，グリシドールはアルコールの一種である．

ところが，ジグリセライド（ジアシルグリセロール，図Ⅱ-13）にすると脂肪酸が一つ少なくなり蓄積脂肪になりにくいとの発想からエコナ（食用調理油）の主成分はジアシルグリセロールになったが，ジアシルグリセロールを製造する際にグリシドール脂肪酸エステル（図Ⅱ-14）も生成され，これが体内に入り，発がん性物質グリシドール（図Ⅱ-15）を生成する．

グリセロールが加工時に一部グリシドールに変化することは既知の事実であり，また天然のオレイン酸（シス型）に対応するものとしてエライジン酸（トランス型）が存在することも古くより知られている．先にも述べたHACCPの概念（予測されるあらゆる危害を未然に取り除く）が生かされて

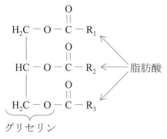

図Ⅱ-12　トリグリセライドの化学構造　　図Ⅱ-13　ジグリセライドの化学構造

いないと言わざるを得ない．

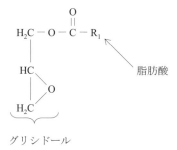

図Ⅱ-14　グリシドール脂肪酸エステルの化学構造

図Ⅱ-15　グリシドールの化学構造

(2) 食品添加物とソルビン酸，安息香酸，亜硝酸塩

　最近の違反事例では保存料として使用されている二酸化硫黄，ソルビン酸，安息香酸等の過量使用，過量残存が確認され，発色剤である亜硝酸塩ではイクラ，スジコから過量残存していることが認められた．一方，サイクラミン酸やTBHQ（ターシャリーブチルヒドロキノンの安全性はFAO/WHO合同食品添加物専門家会議で確認されている）は日本では食品添加物として認められていないが，前者はお菓子や肉まん，シロップ漬け，冷凍食品から，後者はスナック菓子，インスタントラーメン等の輸入食品から確認されている．また，着色料の使用基準違反はすべて対象外使用であった．違反のほとんどがタール色素で，めん，シュウマイ，餃子，生鮮魚介類等であった．タール色素はめん類，生鮮魚介類等への使用が禁止されている．

　消費者が食品添加物を有害と恐れるのは，一日摂取許容量[*6]（ADI）以内であれば健康を損ねることはないということではあるが，どの位過剰摂取したら健康を害するのか定かではないことと，食品衛生法に違反した食品をいつ自らが口にするか分からないからであろう．

＊6　一日摂取許容量（人間が一生涯食べつづけても健康を害さない一日あたりの摂取量）は無毒性量（ラット，マウスに食品添加物を何段階かの濃度にわけて毎日投与しても毒性が認められなかった最大量）の1/100以下で表される．

(3) マグロの水銀，ヒジキの砒素，フグの毒テトロドトキシン

　マグロに含まれる水銀は産業排水などによる海の汚染によるものではなく海水中に自然に含まれている微量の水銀が食物連鎖によってマグロ体内に蓄積されたものであることが以下の事例からも明らかである．

　米国各地の博物館より集められた100〜130年前のマグロ標本から現在漁獲されているマグロと同レベルの水銀が検出された（表Ⅱ-4）[4]．また，養殖マグロにも天然マグロの水銀量よりは少ないが水銀は含まれている（(社)日本缶詰協会）．

　水俣病で問題になったメチル水銀の毒性は特に胎児に影響を及ぼし易く，日本では一週間の耐容摂取量を体重1kg当り$3.3\mu g$と定めたが，国際専門家会議（JECFA）が同$1.6\mu g$に引き下げたのを受け，厚生労働省は妊婦が一回に食べる量の目安を表Ⅱ-5のように発表した．ちなみに水銀による中

表Ⅱ-4　マグロ，サメ，カツオ類の博物館資料の水銀分析

魚種名	年代	総水銀量(ppm)
ビンナガ	1880	0.27
クロマグロ	1886	0.38
メカジキ	1946	0.52
カツオ	1878	0.64
カツオ	1878	0.24
カツオ	1890	0.45
カツオ	1901	0.42
カツオ	1909	0.26
ビンナガ	現代	0.13
メカジキ	現代	0.23-1.27
カツオ	現代	0.13

喜田村正次，水銀，講談社（1976）

表Ⅱ-5 妊婦が摂食時に注意すべき魚介類の種類と摂取量の目安

魚介類	摂取量の目安
キダイ，クロムツ，マカジキ，ユメカサゴ，ミナミマグロ，ヨシキリザメ，イシイルカ	約80g/回，週2回まで
キンメダイ，クロマグロ，メバチ，メカジキ，エッチュウバイガイ，ツチクジラ，マッコウクジラ	約80g/回，週1回
コビレゴンドウ	80g/回，2週に1回
バンドウイルカ	80g/回，2ヶ月に1回

毒は5 mg/70kg，致死量は150mg/70kgである．

一方，日本のマグロの漁船員（約5万人）は一航海約4～10ケ月で一日200～600gのマグロを摂取しているが水銀による障害を起こした事例は見られない（(社) 日本缶詰協会）としている．健常者が日常的食習慣の範囲内での食事を取っている限り，マグロの水銀は健康に害を及ぼさないと考える．

ヒジキに含まれる砒素については2001年カナダが日本産ヒジキには他の海藻より高濃度の無機砒素が含まれるので食べないようにとの勧告を出した．2004年イギリスが同様の勧告を出したが，勧告では「ヒジキ消費と関連付けられた疾患はこれまでにない．ヒジキを時折食べたことがあっても，発ガンの危険が著しく高まることはないだろう」と指摘している．

先に述べた森永砒素入り粉ミルクでは製品中20～30μg/gの砒素（亜ヒ酸と推定されている）が混入していたことが明らかにされている．亜ヒ酸による中毒は5～50mg/70kg，致死量は100～300mg/kgといわれている．ヒジキに含まれる砒素（表Ⅱ-6）の多くはヒ酸（毒性は亜ヒ酸より低い）や無毒の有機砒素：アルセノベタイン（図Ⅱ-16）；として存在するが，どの位まで摂取して良いかは明らかにされていない．国立がん研究センターでは食品からの砒素の摂取量が多いと肺がんの発症リスクが高まるとの調査結果をまとめている（2013.7.5，日経）．ちなみに，イギリス食品規格庁によるロンドンで売られているワカメ，ヒジキの分析結果と日本産[5]，スペイン産[5]のそれとを比較（表Ⅱ-6）すると，おおざっぱに日本産ワカメにはイギリス産の

表Ⅱ-6　ワカメ，ヒジキの砒素含量

	総ヒ素量（μg/g 湿重量）	
	ワカメ	ヒジキ
千葉県産	35	12
スペイン産	18	60
イギリス食品企画庁調べ （東京福祉保健局）	4	16

スペイン産データは水分量85-88%として乾物値から湿重量値に換算した

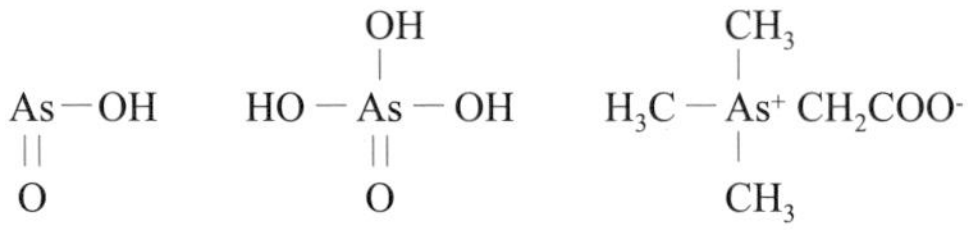

$$As-OH \quad\quad HO-\underset{O}{\overset{OH}{As}}-OH \quad\quad H_3C-\underset{CH_3}{\overset{CH_3}{As^+}}CH_2COO^-$$

　　亜ヒ酸　　　　　ヒ酸　　　　アルセノベタイン

図Ⅱ-16　亜ヒ酸，ヒ酸，アルセノベタインの化学構造

9倍，スペイン産の2倍の砒素が含まれていることになるが，ヒジキのそれはイギリス産，スペイン産共に日本産より高い値を示している．

フグの毒，テトロドトキシン（TTX）は猛毒（青酸カリの約1,000倍）で，正しく調理しないと食中毒を起こし，時には死に至ることもある．

フグ中毒の経過は早く，食後20分から6時間で唇や舌のしびれを感じ，次に指先のしびれを感じる．その後激しい嘔吐，運動不能，言語障害，呼吸困難，血圧降下がみられ呼吸が停止する．致死時間は1.5～8時間といわれている[6]．

日本で許可されている食用フグはサバフグ（無毒），トラフグ，ゴマフグ，マフグ（これらの卵巣，肝臓は有毒）等で，日本海，渤海，黄海，東シナ海で漁獲されたものに限られる．

毎年30～50人の患者を出し，そのうち2～6人が亡くなっている．フグの素人料理は絶対に行ってはならない．

(4) 開き干しとアレルギー物質，おこげと発がん物質，かつお節とジゼロシン

ヒスタミンはアレルギー様食中毒の原因物質としてよく知られているが，図Ⅱ-17に示したように，ヒスチジンから *Proteus morganii* 菌が産生する脱炭酸酵素の作用によって生成される．ミリン干しにヒスタミンが筋肉（乾重量）g当り3〜10mg程度存在すれば，ヒスタミン中毒を起こす．ちなみに生魚（赤身のマグロ，サバ，イワシ，カツオなど）の腐敗の初期では筋肉（湿重量）100g当りヒスタミンは50mg程度生成している．同様に，チロシンからチラミン，リジンからカダベリン，オルニチンよりプトレッシンなどのアミンが生鮮魚の鮮度低下に伴って生成される．魚は新鮮な状態に保管するように心がけたい．

焼肉や焼き魚の「おこげ」には発がん性物質が含まれていると騒がれて久しいが，グルタミン酸からはGlu-p-1とかGlu-p-2といった変異原性物質（かなりの高い確率でガンを発生させる物質）が加熱工程を通して生成されるし，ヒスタミンまたはヒスチジンとタンパク質のリジン残基とが加熱によって結合し，図Ⅱ-18に示すようなジゼロシンを生成する．

ジゼロシンは簡単に言えばニワトリの雛の胃袋に孔を開けてしまうような物質であり，ニワトリの餌であるフィッシュミール（魚粉）の加熱乾燥時に生成し，これを食べたヒナが大量死するという事故があって発見された[7]．

さばの味噌煮缶詰の殺菌温度を常法よりも高くすれば（121℃×80分），変異原物質の生成が認められたし，カツオブシからは微量ながらジゼロシンが検出された．また，かつお節のような燻製品は防虫，防腐，香味等の目的から燻煙するが，煙中に存在する多環芳香族炭化水素の発がん性が認められた

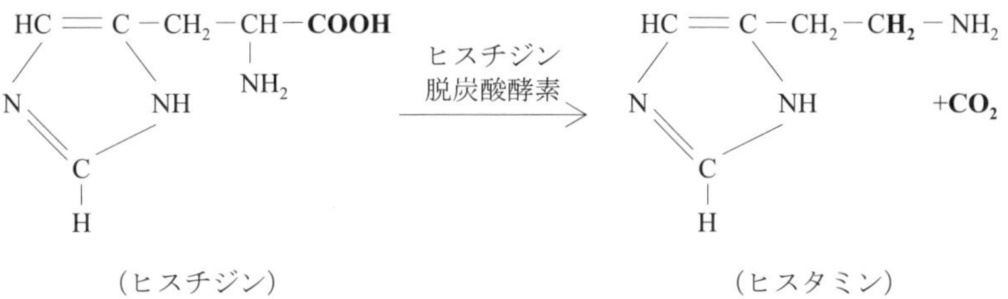

$$HC = C - CH_2 - CH - COOH \atop NNHNH_2 \atop C \atop H \quad \xrightarrow{\text{ヒスチジン脱炭酸酵素}} \quad HC = C - CH_2 - CH_2 - NH_2 \atop NNH \atop C \atop H \quad +CO_2$$

（ヒスチジン）　　　　　　　　　　（ヒスタミン）

図Ⅱ-17　ヒスタミンの生成

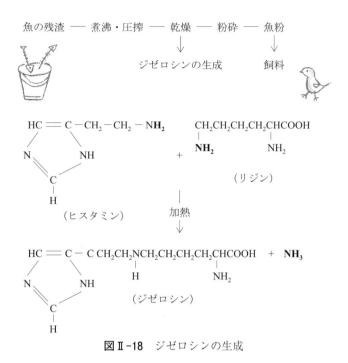

図Ⅱ-18　ジゼロシンの生成

（国際がん研究機関）．FAO/WHO 合同食品添加物専門家会議（JECFA）は動物実験から上記化合物類による健康への懸念は低いと結論づけている（人暴露量が動物実験からの無毒性量[*7]に対してどれだけ離れているかを観察した）．そしてそれらの暴露量を 4 ng/kg 体重/日とした．EU 委員会規則は2015年，かつお節のベンゾピレンの基準値を 5 ug/kg と定め，近縁物質のそれを（ベンゾピレン，ベンゾアントラセン，ベンゾフルオランテン，クリセン）の合計で30ug/kgとしている．

[*7]　この量以下ならば病気などの有害な影響がでないと考えられる最大量．

　同じような化学変化は調理時にも見られる．味噌，醤油，パンなどにみられる褐変はメイラード反応（シッフ塩－CH・NH－の形成）を利用したもので，アミノ酸と糖が結合して起こるが，フライドポテトやコロッケなどでの

過度の高温長時間加熱はアクリルアミド（図Ⅱ-19）を生成し，これが発癌性を示すことが明らかにされている．

その他，各種容器からは銅（銅容器），スズ（缶詰の缶等），ホルマリン（尿素樹脂製容器）などが溶出し，その有害性が問題となった．

食品中に有害物質が大量に存在すれば，それはもちろん有害である．食品中に微少量の有害物質を認めた時，その安全性はそのものの固有の毒性，食品を介しての摂取量，食品中での存在形態，食品中における共存物質，生体の応答力等を総合判断して決定されるべきである．

最後に，摂取した食品が体内で代謝され，新たに生成された代謝産物が人体にとって有害物質と成り得ることがある．

すなわち，食品中に遊離状態で存在する亜硝酸根はそれほど多くはないが，一般に野菜中に多く含まれている硝酸根は生体内の細菌によって還元され，亜硝酸根に変化する．

今，コマツナのジュース（硝酸根で5,000ppm）を30℃に保ち，これをイカの塩辛とともにモルモットの胃内に投与すると，亜硝酸根がイカに含まれるジメチルアミンと作用し，強烈な発がん性を持つN-ニトロソジメチルアミンが生成された（図Ⅱ-20）という報告[8]がある．

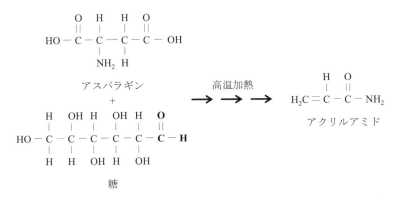

図Ⅱ-19　アクリルアミドの生成

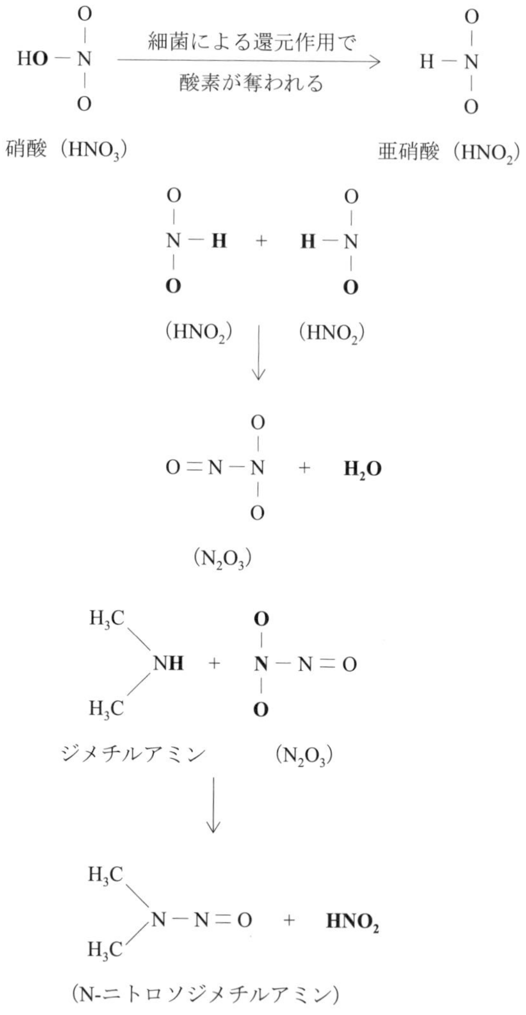

$$HO-\underset{O}{\overset{O}{N}} \xrightarrow{\text{細菌による還元作用で酸素が奪われる}} H-\underset{O}{\overset{O}{N}}$$

硝酸（HNO_3）　　　　　　　　　　　　　　　亜硝酸（HNO_2）

$$\underset{O}{\overset{O}{N}}-H \;+\; H-\underset{O}{\overset{O}{N}}$$

　　（HNO_2）　　（HNO_2）

$$\downarrow$$

$$O=N-\underset{O}{\overset{O}{N}} \;+\; H_2O$$

（N_2O_3）

$$\underset{H_3C}{\overset{H_3C}{\diagdown}}NH \;+\; \underset{O}{\overset{O}{N}}-N=O$$

ジメチルアミン　　　（N_2O_3）

$$\downarrow$$

$$\underset{H_3C}{\overset{H_3C}{\diagdown}}N-N=O \;+\; HNO_2$$

（N-ニトロソジメチルアミン）

図Ⅱ-20　ニトロソジメチルアミンの生成

5. 遺伝子組み換え作物
遺伝子組み換え作物の作製

　害虫にとっての天敵である微生物から害虫のみを殺すタンパク質を取り出し，これを農薬として使用することはこれまで行われてきた．*Bacillus thuringiensis* 菌が生産する Cry9c というタンパク質はまさに上記のタンパク質であって,農薬として認定されているが,耐熱性があり分解されにくく,人間の胃腸では消化されないという特徴を有する.

今,この Cry9c を遺伝子組み換えによってトウモロコシ自身に作らせると(このトウモロコシの商品名をスターリンクという),トウモロコシは害虫にはやられないが,人間がこれを食糧としたとき Cry9c は人間にとって安全なのかという問題が生じる.一方で,殺虫剤の使用量の低下が期待できる.また,すべての雑草を枯らしてしまう除草剤ラウンドアップに耐性の遺伝子を組み込んだ除草剤耐性のトウモロコシを商品名ラウンドアップといい,除草剤をまかれても枯れることはないが,スターリンクと同様の問題が残る.もちろん除草剤散布量の低下は期待できる.最近では干ばつに耐えられるような乾燥耐性品種も増加している.

一方,野菜は日が経てば腐ることは誰もが経験しているところではあるが,これは野菜の中で,ある種の遺伝子が野菜の軟化を進める酵素(ポリガラクチュロナーゼ)を生産するからである.

遺伝子(DNA)が関与する酵素タンパク質生成機構は,まず当該 DNA を鋳型として mRNA が転写[*8]され,その情報に基づいてアミノ酸が次々と結合することによって,酵素が生産される(図Ⅱ-21).

*8 転写:DNA の構造の一部を RNA へコピーするプロセスを転写という.
　　特にタンパク質合成の情報をもつ RNA を m-RNA という.

酵素の生成を抑えるということは図Ⅱ-21からも分かるように mRNA の働きを抑えればよいわけで,それには mRNA に完全に合致するような

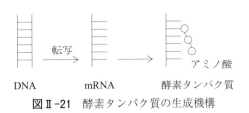

図Ⅱ-21　酵素タンパク質の生成機構

RNA（アンチセンス RNA）を作り，これを mRNA に結合させればアミノ酸の結合場所がなくなり，酵素は生産されない．

　日持ちの良いトマト（商品名フレーバー・セーバー）はこの方法によって作られた．

　すなわち，先に述べたアンチセンス RNA を鋳型として DNA を逆転写し（相補的 DNA 図Ⅱ-22），これがトマトに組み込まれると（図Ⅱ-23），トマトの中で当該 DNA から mRNA が作られるが，一方挿入した相補的 DNA からはアンチセンス mRNA が転写される．前述したように mRNA とアンチセンス RNA は完全に結合し，ポリガラクチュロナーゼの生成を阻害し，その結果，日持ちの良いトマトが出来る．

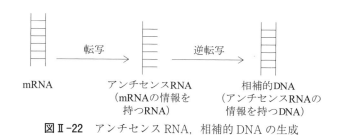

図Ⅱ-22　アンチセンス RNA，相補的 DNA の生成

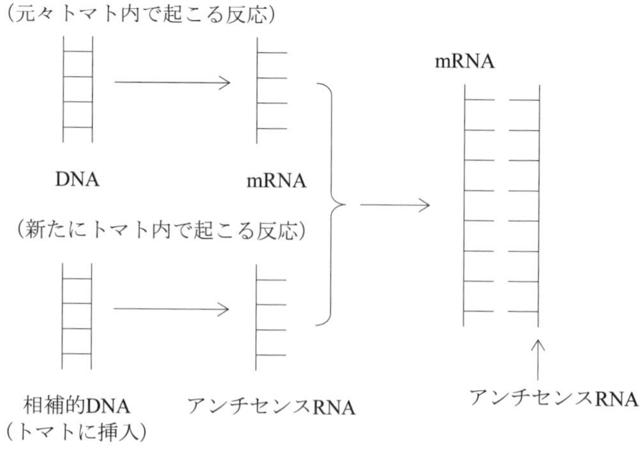

図Ⅱ-23　酵素タンパク質の生成阻害

6. BSE，鳥インフルエンザ
(1) BSE

1986年，イギリスでスクレイピー[*9]と似た病気が牛で起こり，牛海綿状脳症（BSE；Bovine Spongiform Encephalopathy）と命名された．

> ＊9　羊や山羊に起こる病気．掻痒感で発症，やがて立てなくなって衰弱し，死に至る．伝染性疾患
>
> 　異常プリオンと呼ばれるたんぱく質が脳に蓄積し，脳にスポンジ状の孔が開いて歩行困難に陥り死に至る病気．前述したように，BSEに感染した牛の神経組織を含む肉骨粉を飼料として食べることで，他の牛に感染をするとされている．
>
> 　その後，厚生労働省は食品安全委員会から『安全性に問題はない』との答申を受け，米国，カナダ，オランダ，フランスからの牛肉に対し食肉検査の免除，牛の月齢を30ケ月以下とすることで2013年4月からの輸入を認めた．

その後，スクレイピーに罹った羊や山羊の肉骨粉を飼料として食べた牛に広がったことが明らかにされた．1996年，イギリスは牛から人間への感染の可能性を認めた．

イギリス関税局の統計によれば1988～1996年にかけて家畜の動物性飼料として狂牛病汚染肉骨粉がインドネシアに66,000t，タイに18,000t，フィリピンに2,000tなど世界各国に輸出された．これを受けて，国連食糧農業機関（FAO），世界保健機構（WHO），国際獣疫事務局（OIE）の合同専門家会議は発症した牛の監視だけでなく，食肉処理場での健康な牛の検査が必要であると各国に勧告を出した．表Ⅱ-7に感染牛から人が感染する危険が高い部位を示す．

2001年，日本でも多数のBSE感染牛が確認されているが，乳牛である．肉骨粉の入った飼料が原因と思われるが，これを与えると乳量が劇的に増加する効果がある．その後，2006年に肉牛でもBSE感染が確認された．政府は，国産牛肉の安全確保のため2001年，全頭検査を開始すると同時に，2003年BSE発生をきっかけに食品の安全性の確保に関する施策を総合的に推進することを目的に食品安全基本法が制定され，それに伴って食品安全委員会

が設置された．さらに2004年には牛肉トレーサビリテイ法を施行し，BSE牛の発生に迅速に対応できるようにした．

一方，輸入牛肉については，2003年，米国で最初のBSE感染牛が見出されたため，米国産牛肉の輸入が中止されたが，2005年12月先に述べた食品安全委員会が食品健康影響評価を行い，20ケ月齢以下の牛（若い牛ではBSEを引き起こすとされる異常プリオンを検出するのが技術的に困難）で特定危険部位が除去された牛肉を条件とする答申をだし，輸入が再開されたが，2006年，1月輸入再開直後に背骨混入が見つかり，輸入は再び中止された．2006年7月農林水産省，厚生労働省の担当者を米国に派遣し，米国施設の査察を行い，輸入を再再開した．再開後，日本政府は空港などの検疫体制を拡充したり，抜き打ち検査に同行したりして安全性を絶えずチェックしている．さらに2012年10月食品安全委員会は20ケ月齢以下から30ケ月齢以下に緩和しても安全性に問題はないと答申したことを受け，厚生労働省は審議会を開き，これを了承した．2013年4月から米国，カナダ，フランス，オランダに適用する．

BSEに関しては，どうゆう経路で異常プリオンが脳などの危険部位に集まるのか，牛肉をどの位食べれば感染するのか，個人差は，牛が生きた状態で異常プリオンを検出できないなど未解明な部分も多く，国家レベルでの監視が必要であろう．

表Ⅱ-7 感染力の強い牛の部位

	感染力価*
脳	5,000
脊髄	2,000
三叉神経節	200
脊髄神経節	300

＊他の牛を感染させられる力
日本経済新聞，2006，小沢義博

(2) 鳥インフルエンザ

鳥類が感染するインフルエンザの総称．過去の事例を表Ⅱ-8に示す．

H5N1型に感染した鳥は数日で死ぬが，感染した鳥に素手で触れるなどしない限り人にうつる危険はほとんどない．ウイルスは普通十分に加熱すれば死ぬので，加熱処理してあれば，誤って食べたとしても人には感染しない．感染経路はウイルスを含んだ鳥の糞を渡り鳥や人の靴が運んだ可能性が考えられる．感染拡大防止が最も重要で厚生労働省は農場や食鳥処理場の従業員

表Ⅱ-8　鳥インフルエンザの発生状況

2004（79年ぶりに発生）	
山口県	
大分県	いずれも毒性の強い H5n1型
京都府	
2005	
茨城県	いずれも毒性の強い H5n1型
埼玉県	
2007	
宮崎県	

日本経済新聞，2006.1.13

が作業服やマスクの着用を徹底するよう求めた．消費への悪影響は報告されていない．BSE同様国家レベルの十分な監視体制が必要である．

7. 放射線殺菌

　最近，政府は牛の生レバー内部のO157を殺菌する方法として，放射線照射による殺菌効果の研究を始めることを明らかにした（2012.7.28，日経）．政府は牛の生レバーの安全性が確保できる殺菌法が見つかれば，それの提供禁止の解除を検討するとしていた．

　東日本大震災後，消費者の「食」への不安はいまだ払拭されていない．震災を機に食の安全・安心への意識が高まったとはいえ，消費者が放射能には神経質になっている折，新たな放射線殺菌という上記政府発表は唐突であり，一般国民に対する分かりやすい説明が伴ってしかるべきではなかっただろうか．ここでは放射能汚染と放射線殺菌の違いを明確にしていく．

(1) 放射能汚染

　放射能汚染は，この度の原発事故から発生した放射性物質（たとえば^{137}Cs）が大気中に舞い上がり，雨とともに大気―山―畑―川―海へと環境全体に撒き散らされ，それらはやがてそこに住む生物に付着，取り込まれることを意味する．

食の安全性の問題は放射性物質が付着あるいはそれを取り込んだ野菜や魚を我々人間が食べた場合に発生する（図Ⅱ-24）．食品とともに体内に取り込まれた放射性物質は核の崩壊を起こしエネルギー（たとえばγ線）を放出す

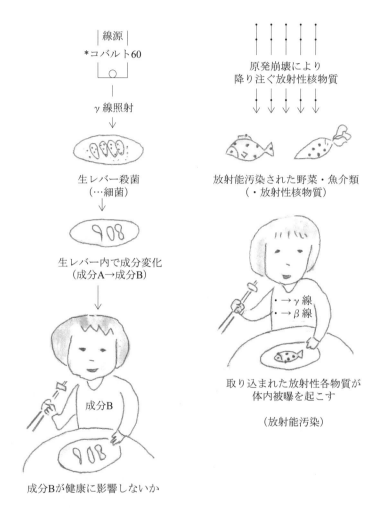

図Ⅱ-24　放射能汚染と放射線殺菌との相違
　　　　^{60}Co は半減期5.2年，γ線，β線を放出

る．これによって新たな化学反応が引き起こされる（体内被曝）が，エネルギーの強さによって極端な場合は死に至る場合もあるし，何ら問題が生じない場合もある．しかしながら，遺伝子損傷などを伴った場合は二世，三世においてなんらかの変化が発生することも考えられる．

(2) 放射線化学

　放射線源などからの放射線を受ける物体に関する化学を放射線化学という．放射線殺菌は放射線化学の領域である．

　放射線化学反応は多くの場合水溶液中でおこなわれる．

　γ線やβ線のような軽い粒子線は物質を通過するとき，水分子のイオン化と励起を引き起こし，そのエネルギーの大部分を失う．電離により生成したイオン（H^+, OH^-, H_2, H_2O_2）ならびに励起分子（H_2O^+）はさらに水分子や食品成分（体内では生体成分）と反応する．

　たんぱく質，酵素，核酸などの生体高分子は上記イオンや遊離基との反応により水素結合が切れ，高次構造が変化すると同時に主鎖の切断が起こり，低分子化する．また，脂質の酸化による過酸化物の生成や重合が見られる（これらを間接効果という）．一方で，有機化合物が照射を受けて直接変化する場合（これを直接効果という）も考えられるが詳細は専門書に譲る．

(3) 放射線殺菌

　放射線は，微生物を死滅させるために従来からある加熱殺菌と異なり，熱を加えないで殺菌できるのでは有用である．

　純粋培養株を懸濁したリン酸緩衝液を作りこれにγ線を照射したところ，大腸菌，黄色ブドウ球菌，白色ブドウ球菌，肺炎球菌，緑膿菌，病原性大腸菌のうち桿菌は0.8〜1.2kGy（照射線量 J/kg），球菌は2.0〜2.4kGyで死滅することが明らかにされている[9,10]（表Ⅱ-9）．

　通常の熱殺菌の場合，図Ⅱ-25に示したように縦軸に生残菌数，横軸に加熱時間を取ると，ある範囲内で両者の間に直線関係が見られる．

　初発菌数が1/10になるまでに要する加熱時間は一定でこの時間をD値と

表Ⅱ-9 0.06Mリン酸緩衝液中での各種生物の D_{10} (kGy)

菌種	（溶存空気存在下） D_{10} (kGy)
大腸菌	0.1-0.2
緑膿菌	0.06
サルモネラ菌	0.13
リステリア菌	0.16
黄色ブドウ球菌	0.13
腸炎ビブリオ菌	0.035
ボツリヌス菌	1.6
枯草菌	1.4
セレウス菌	1.1

いう．D_{120} のように添え字を付けてそのときの加熱温度を表示する．一方，横軸に照射線量を取ると生残菌数と照射線量の間には加熱殺菌同様ある範囲で直線関係が見られる（図Ⅱ-26）．初発菌数が1/10になるまでに要する照射線量は一定でこれを D_{10} と表すが，微生物の種類，水分含量，酸素濃度，励起物質と反応し易い物質との共存状態等によって変化する．

しかしながら，低線量域に直線から外れる部分があり初発菌数は変化しない．生物は回復力を持つので低線量で長時間の照射は良くない．この間に遺伝的な変化が生じる可能性も危惧されるので，生残微生物については観察が必要であろう．

ここで述べる食品に対する放射線殺菌の目的は，①芽胞も含めて完全殺菌する．②芽胞を作らない病原性微生物を死滅させることであるが，その他，ジャガイモ，タマネギの発芽防止や放射線の化学的作用を利用して様々な食品の品質改善や新商品の開発が試みられている．ちなみに，日本ではジャガイモの発芽防止を目的とした放射線照射のみが認められている．

完全殺菌には高線量照射が必要で，菌の死滅は保障されるが，発ガン物質を含めた毒性物質の生成，栄養成分の破壊，さらには最悪の場合，放射能誘起（食品中の非放射性核種を放射性核種に変じること）などが想定される．照射線量の増大は食品の品質を悪化し，変色や照射臭を発するようになる．

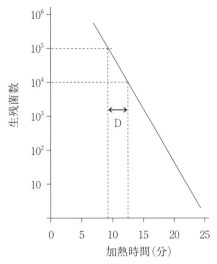

図Ⅱ-25 生残菌数と加熱時間との関係

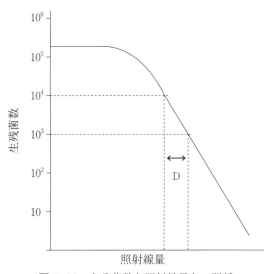

図Ⅱ-26 生残菌数と照射線量との関係

一方,低線量照射では生き残った菌の種類やそれの貯蔵中の推移など不明である.

後述するが,生物体内の放射線の影響も水が大きな役割を担っていることを考えると,体内被曝と放射線殺菌の化学的反応原理は類似しているが,照射された生レバー中に放射性物質が人体に影響をおよぼすほど誘起される可能性は諸外国の例から見てもほとんどない.生レバー中における二次的化学変化が人体にとって安全かどうかということである(図II-24).

時代は遡るが,1955年にアメリカ原子力平和利用会議は照射冷殺菌後室温で長時間保存できる食品としてベーコン,ソーセージ,鶏肉,豚肉等のほかに牛のレバーを上げている[9].日本では,当時マグロの鮮度保持の観点からマグロに ^{60}Co の γ 線を照射すると照射臭の生成,変色の起こることを明らかにしている.

II-2. 環境のリスク

1. 水質汚染,大気汚染

近年,自然界に排出される汚水,排煙などは生活活動の増大とともに増大し,汚水中の Hg が水俣病を引き起こし,CO_2 は地球温暖化の一因にもなっている.

現在,食品を取り巻く環境汚染は深刻な問題である.重金属(Cd,Hg,Pb)汚染はもはや知らない人はいない.農薬,抗生物質,PCB,有機スズ化合物等の環境汚染物質は動植物の食物連鎖によってそれらの生命体に蓄積され,やがて人間の健康を脅かすのである.

レイチェル・カーソン女史は自著「沈黙の春」(1962年,新潮社)の中で初めて「生物濃縮」なる言葉を使って,生命体が環境汚染物質を体内に蓄積することによって様々な変化を引き起こしていることに警鐘を鳴らした.

表II-10は清浄環境条件下で生育した魚介類および動植物中に含まれる Pb や Cd の含有量を示す.

この表は重金属といえども生命体にとっては必要であることを示している.人間にとってもしかりである.これらは食品として摂取しても十分許容

表Ⅱ-10　食品中の微量金属含有量（清浄環境で生育した試料，ppm）

	As 最低/最高	Pb 最低/最高	Mn 最低/最高	Se 最低/最高	Cd 最低/最高	Zn 最低/最高
コメ	0/0.03	0/1.24	5.15/46.12	0/0.40	0.01/0.28	7.55/24.25
ダイズ	0/0.20	0/1.04	1.97/34.46	0/0.80	0.01/0.17	20.40/56.15
バレイショ	0/0.11	0/0.28	0.36/3.76	0/0.02	0/0.08	1.37/8.60
リンゴ	0/0.02	0/0.02	0.23/1.95	0/0	0/0.01	0.10/0.95
ミカン	0/0.05	0.05/0.27	0.14/1.57	0/0	0/0.03	0.31/5.60
牛乳	0/0.08	0.08/0.23	0/0.03	0/0.07	0/0.03	1.05/3.56
豚肉	0/0.06	0/0.83	0/0.90	0.02/0.28	0/0.04	9.15/36.67
鶏卵	0/0.30	0/0.33	0.02/0.61	0/0.41	0/0.12	0.65/17.55
イワシ	0.01/3.80	0/0.40	0.05/5.15	0.04/0.91	0.01/0.08	3.86/20.89
マグロ	0/4.40	0/40.45	0/0.70	0/1.38	0/0.08	2.77/4.39
タラ	0/10.00	0/0.13	0.07/0.58	0.06/0.30	0/0.01	3.70/4.90
エビ	0.04/18.00	0/0.48	0.11/5.17	0/0.83	0/1.23	4.42/15.30
カキ	0.01/9.26	0.01/0.78	0.07/10.80	0.08/0.52	0.24/0.72	87.45/185.72
アサリ	0.01/5.63	0.05/0.60	0.30/7.62	0.05/0.55	0.06/1.76	9.44/13.80
カニ	0/26.70	0/0.30	0.03/30.45	0.18/3.21	0.04/1.51	9.69/39.75
ワカメ	0/6.67	0/0.73	0.20/1.38	0/0.09	0.07/1.44	1.34/32.90
コンブ	4.30/63.33	0/0.71	0.37/2.37	0/0.01	0.02/0.27	1.20/15.91

厚生省環境衛生局食品衛生課：食品含有微量金属調査結果について（通知）より抜粋
昭和55年5月2日，昭和57年4月23日

表Ⅱ-11　市販魚介類に含まれる重金属（ppm）

	As	Cd	Cr	Hg	Pb	Sn
スケトウダラ	1.74	-	0.34	0.05	0.08	N.D.
マガレイ	3.12	N.D.	0.58	0.03	0.38	N.D.
サンマ	1.68	0.04	0.61	0.05	2.48	N.D.
マアジ	1.28	0.04	0.18	0.03	0.10	N.D.
マイワシ	2.58	N.D.	0.34	0.02	4.6	N.D.
マサバ	3.17	N.D.	0.94	0.02	0.27	N.D.
スルメイカ	9.88	0.77	0.55	0.03	9.9	N.D.
アサリ	4.59	N.D.	0.33	N.D.	0.24	N.D.
マガキ	5.57	1.53	0.46	0.02	0.53	N.D.

最上和江，水産練り製品の衛生化学的研究，学位論文，東京水産大学（1989）

される範囲であると考えていただきたい.

一方,表Ⅱ-11に通常市販されている魚介類の As, Cd, Hg, Pb, Sn 含量を示した.

試料中の As 量は,その大部分が毒性の低い水溶性砒素化合物（80%）であるので,海産食品として特に高い値ではない. Cd の多い魚介類の一つにカキをあげることできるが,3～4 ppm という測定値も報告されている. 食品製造の目的から,たとえば,カキエキスを製造する場合にカキ煮汁を濃縮すれば,当然 Pb や Cd の含有量は増大する. 食品製造にあたっては十分注意を要することであろう. メチル水銀の毒性は,子宮内暴露の結果,胎児への神経毒性が最も鋭敏な健康上の影響であるとされ,妊婦などを対象とする「水銀を含有する魚介類などの摂取に関する注意事項」が厚生労働省から公表されたが,確かにマグロ類の Hg 含量は他の魚のそれに比べて高いが,マグロの刺身は多量に毎日摂るものでもないので,日常的食習慣の範囲内であれば十分安全であり,他の栄養効果を考えると,むしろ健常者が Hg を有毒と考えてマグロ類を食べるのを控えるのは得策でない.

雨水には大気中の炭酸ガスが溶け込んでいるので,わずかに酸性を示すが,自動車や工場からの排ガスが溶け込んだ雨水はさらに強い酸性を示す. これを酸性雨という. 発生メカニズムは,工場ではエネルギー源として石油や石炭を燃焼させるが,石油や石炭には硫黄（S）化合物が含まれていて,これが燃焼の折,硫黄酸化物（SO_x）として放出される. また,自動車のエンジンのような高温下では,空気中の窒素と酸素が反応し,窒素酸化物（NO_x）が発生,さらには PM2.5 が生成する. これら両酸化物は空気中でさらに酸化されて硫酸（H_2SO_4）や硝酸（HNO_3）となり,これが雨水に溶け込むと強い酸性雨となる. これが世界各地で発生している森林荒廃の一因と考えられている. また海の酸性化はサンゴの骨格である炭酸カルシウムの沈着をさまたげていることも明らかにされつつある.

一方,中国では2013年1月,PM2.5（自動車や火力発電所の排ガスなどに含まれるほか NOx が化学反応を起こして生じる）濃度[*10]が記録的な値に達した.

*10　年平均15μg/m^3 以下，1日平均35μg/m^3 以下のいずれの条件も満たした場合に環境基準をクリアしたとされる．

　家庭排水や産業排水量は自然の自浄能力を超え，河川，湖沼，内海などの水質を悪化させた．リンや窒素化合物の増加（富栄養化）は植物プランクトンの異常増殖を招き赤潮，アオコなどを発生させる一因と考えられている．
　また，水俣病は1953〜1960年にかけて，熊本県水俣市において視野狭窄，運動失調，シビレ感を訴える患者が多発した事件であるが，魚を介して工場廃水中のメチル水銀を摂食したことが，その原因であることが明らかとなった．わずか9年後全く同じ問題が新潟県阿賀野川流域で発生してしまったことは環境汚染対策をあまりにも軽視してはいないだろうか．
　最近では印刷会社で働いていた人の多くが胆管ガンを発症，ジクロロプロパンとの関連が指摘された．ジクロロプロパンによる胆管ガンは，①印刷見本をつくる校正印刷部門に在籍していた16人には慢性ウイルス性肝炎など胆管ガンを誘発する病歴がない，②3年8カ月から13年2カ月の長期間にわたり高濃度のジクロロプロパンを暴露した，③校正印刷部門の胆管ガン発症率は日本人男性平均の1,200倍になる，などの理由から2013年3月労災認定された．その後，厚生労働省の有識者検討会はジクロロプロパン（$C_3H_6Cl_2$）の許容濃度を10ppmとする方針を了承した．同様の事例は元看護師が消毒液が原因で化学物質過敏症と診断された．換気扇のない部屋で消毒液を扱い，口内炎や呼吸困難になり，外出も困難になったとして，病院側に1,000万円の損害賠償を認めた（2006）．

2. 残留農薬

　2008年中国産冷凍ギョーザからメタミドホス（有機リン系農薬）が検出され，2012年には韓国産ラーメンから基準値を超える発ガン性物質ベンゾピレンが検出された．いずれも回収されたが前者では10人の中毒患者を出した．最近では冷凍食品のピザやコロッケからも農薬が検出されたが，故意によるもので犯人が検挙された（2013）．

前述したが，DDT（ジクロロジフェニルトリクロロエタン）はスイス人ミュラーによって有機合成され，1941年販売が開始された（図Ⅱ-27）.

その殺虫効果は戦後，イタリアの発疹チフス（1943），日本の発疹チフス（1946）への対応，WHOによるアフリカ諸国，インドなどにおけるマラリア対策等に見られ，WHO報告ではマラリアは1972年までに37カ国で根絶され，80カ国でほぼ制圧された.

さらに，強い殺虫性，即効性，持続性など殺虫剤としての条件をすべて備えていたDDTは農業害虫の駆除にもその効用を遺憾なく発揮し，間接的ながら現代の農業生産の発展に大きく寄与したといっても過言ではない.

一方，DDTの効用ゆえに，生産されたDDTは300万tにも達したと推定され，これは地球表面に一様に散布したと仮定すると $6\,mg/m^2$ のDDTを

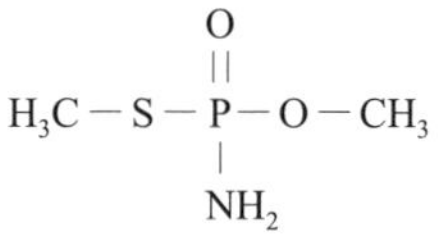

メタミドホス

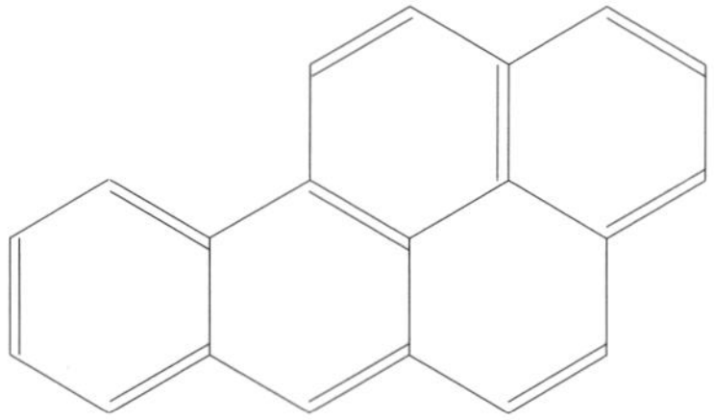

ベンゾピレン

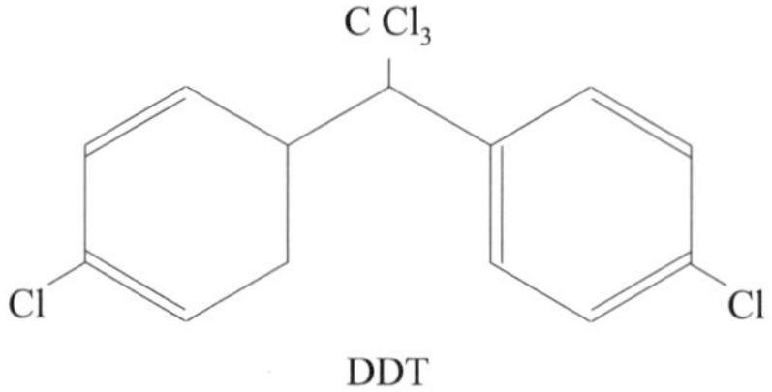

DDT

図Ⅱ-27　メタミドホス，ベンゾピレン，DDTの化学構造

30年数年間に亘って散布し続けたことになると試算されている.

農地,牧草地に散布されたDDTは雨水によって小川に流れ,小魚の体内に入り,また川から海へと流れ出し,小魚はより大きな魚に捕食され,水には1 ppbしか溶けないDDTが魚から1 ppmの濃度で検出された.それはペンギンの腹からも検出された.牧草を食べた乳牛のミルクを飲んだ赤子に奇形が現れるに至り(図Ⅰ-1),その使用は1970年前後に多くの国で禁止になったが,2001～2003年東シナ海90～500mで採取された魚・甲殻類からDDTが最高で2500ng/g検出されたとの報告(愛媛大)があった.

現在,マラリアにより年間200万程度の人が死亡していると見られるが,DDT耐性の媒介蚊も出現し,マラリア治療と制圧は益々困難な状況に陥っている.DDTのリスクを回避しながら効用をいかに利用するか,これはDDTに限ったことではない.

3. ダイオキシン(テトラクロロジベンゾ-パラ-ジオキシン,TCDD)

ベトナム戦争(1965)におけるアメリカ軍の枯葉作戦により散布された除草剤中に含まれていた不純物のダイオキシンはベトナムでの新生児に占める奇形児の割合を他の国々のそれにくらべて7～8倍に高めた.このダイオキシンがごみ焼却場からポリ塩化ビニル類などのプラスチックの焼却に伴って発生することが明らかにされた.

例えば,プラスチックを焼却するとオキシ塩素化によって,まず,クロロフェノール(TCP)が生成され,それがダイオキシンに変化すると考えられている(図Ⅱ-28).また,表Ⅱ-12に世界各国におけるダイオキシンの主な発生源を示す.

ダイオキシンとは有機塩素化合物のポリ塩化ジベンゾ-パラ-ジオキシン(PCDD)のことであるが,広義にはポリ塩化ジベンゾフラン(PCDF)やコプラナーポリ塩化ビフェニール(CO-PCB)を含めてダイオキシン類と総称する.ダイオキシン類の量は最も毒性の強い2,3,7,8-TCDDに換算して表す.

ゴミ焼却や自動車排ガスが主発生源であるダイオキシン類は環境中で分解

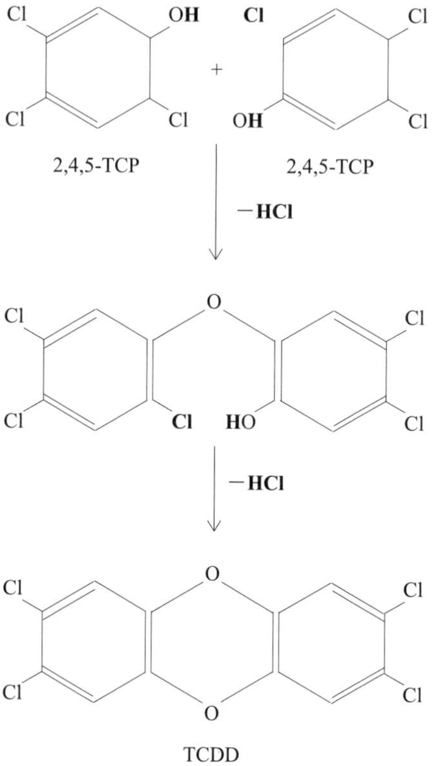

図Ⅱ-28 2,4,5-TCPからのダイオキシンの生成

されにくく，水には溶けにくいが，脂溶性であり，大気中の粒子などに付着し，土壌，河川，湖沼，海泥などに蓄積し，食物連鎖を通してプランクトンなどから魚介類に取り込まれると考えられている．ちなみに日本人は食事からダイオキシン類の90％以上を摂取しており，そのうちの約80％が魚介類を介して摂取されているといわれているが，魚介類におけるダイオキシン類の蓄積程度は個体差が大きいので，偏った食べ方を避ければ耐容一日摂取量（環境汚染物質等の非意図的に混入する物質について，人が生涯にわたって毎日摂取し続けたとしても，健康への悪影響がないと推定される１日当りの摂取量；TDI, tolerable daily intake）を超えることはない．

表Ⅱ-12　世界各国におけるダイオキシンの主な発生源と発生量(g-TEQ/年)[11]

発生源(大気)	ドイツ(1991)	オランダ(1991)	スウェーデン(1988)	アメリカ(1992)	日本(1990)
都市ごみ焼却	5.4-423	382	50-100	60-200	3100-7400
有害廃棄物焼却	0.5-72	16	2-6	2.4-8.4	460
産業廃棄物焼却	-	-	-	-	-
医療廃棄物焼却	5.4	2.1	10	500-5100	80-240
下水汚泥焼却	0.01-1.13	0.3	-	1-26	5
製鉄プラント	1.3-18.9	26	50-150*	-	250*
非鉄プラント	38-380	4.0		230-310	
自動車排ガス	12.6	7.0	42505	<8-870	-
家庭暖房(石油)	1.2	1.0	-	-	-
家庭暖房(石炭)	2.9	3.7	-	-	-
家庭暖房(木材ほか)	-	12	-	?	-
その他	0.24-2.4	30.2	5-7	372-4609	5.2
合計	68-928.5	484	112-288	1174-11123	3900-8360

＊は製鉄プラント＋非鉄プラント
TEQ（毒性等量）とはTCDD以外のダイオキシン類をTCDDの毒性に換算した値
酒井伸一，第21回日本環境化学会講演会予稿集（1997）

　一方，富栄養化した環境汚染は夏になると毒化プランクトン（アレキサンドリウムに代表される渦鞭毛藻）の異常発生を促し，これを捕食した貝（イガイ，ホタテ，ヒオウギガイ，マガキ，アサリ，ウバガイ，セイヨウトコブシ，チョウセンサザエ等）を食べた人間が食中毒（下痢性貝毒，サキシトキシン，オカダ酸，ドウモイ酸等）になる問題が多発している．海洋環境監視の必要性を痛感する．

　また，養殖魚の場合，自らの排泄物による自家汚染からくるバクテリアの増加や発病した魚に対する抗生物質の投与とその体内残留物質の人体に及ぼす影響等食品の安全性を脅かす要因を含んでいる．たとえば，トラフグの養殖は，1～10gの稚魚が1年で400gに成長し，半年後の出荷時には700g以上にまで急成長することが魅力であった．しかし，養殖が盛んになると養殖密度が高くなり，生簀内の潮の流れを悪くしたり，エラムシの寄生による病気が発生するようになり，養殖フグのエラムシ駆除に使用されたホルマリンが大量斃死したアコヤ貝から8ppm検出されるに至った．

消費者に信頼される安全性の高い養殖魚を生産するには，生産履歴を開示できるような体制を整えるべきであろう．すなわち，適正な飼育環境基準の下で，飼育管理を行い，適正な薬剤使用手順（投薬日時，薬の名称，投与量，休薬期間など）を記録保存し，薬剤残留のないことを保障できることが重要である．

4. 放射能汚染
(1) 物質を構成する元素とは

　鉄の塊をどんどん分割していくと最終的にはこれ以上分割できない究極の粒子になる．デモクリトスはこれを原子と名付け，何もない空間（真空）で原子が運動し，結合分離を繰り返すことで世界が成り立っていると説明した（B.C. 400年頃）．しかし，当時においては真空の概念は存在せず（トリチェリーの真空，1643年），物質の根元についての学説はアリストテレスの四元素仮説（物質は火，土，水，空気からなる）が優勢であり原子論は長らく顧みられることはなかった．後年，ドルトン（1766〜1844），ラヴォアジェ（1743〜1794）らにより物質は原子，すなわち元素からなることが明らかにされた（原子は構造的概念，元素は特性の違いを表す）．

　物質を構成する元素は水素，炭素，窒素，酸素，鉄，金など元素の周期表にまとめられているが，例えば鉄という物質は鉄という元素のみから成り立っているが，水という物質は水素原子と酸素原子が2：1の割合で結合している．すなわち水という物質を限りなく分割していくと構成成分である水素元素と酸素元素になるわけである．

　さらに，原子は原子核とそれを取り巻く電子から構成される．原子核は電荷を持たない中性子と+に荷電した陽子とから構成され，外郭電子の負電荷に対応している（図Ⅱ-29）．

　今，原子核の大きさ（10^{-13}cm）をピンポン球に例えると電子は原子核から100m位離れた所に位置することになる．原子核と電子間の空間は真空である．

　原子の質量数は原子核+電子の質量数で表せるが，一般的には原子核の質

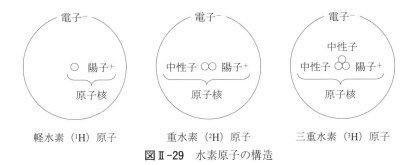

図 II-29 水素原子の構造

量数で表される．なぜなら，電子の質量は陽子の1/1840に過ぎず，逆に中性子のそれは陽子のそれよりわずかに大きいため，原子の質量を考えるとき電子の質量は無視される．

元素の特性は原子核の持つ陽電気量によって決まる．電気量には最小単位があり，これを e_0 とすると，$e_0 = 4.80 \times 10^{-10}$ e.s.u で，原子核の帯電量は Ze_0 で表される．Z は原子番号を表し，陽子数でもあり，電子数でもある．

電気的に中性の原子が光や他の粒子によって衝撃を受けると，電子が奪われて，例えば N 個の電子が引き抜かれたものを N 次の陽イオンという．一方，中性の原子が電子を引き付ける能力を持つ原子であれば，電子を引き付けて負のイオンとなる．

原子のエネルギー（ポテンシャルエネルギーと運動エネルギーの両者を加えた全エネルギー）E は，E が負の場合，E のスペクトルは連続ではなく線スペクトルになる．すなわち，可能な E の値の中で一番低い値を基底状態といい，原子は普通この状態にある．外部からエネルギーが与えられても，あるところまでは基底状態にあり，それを超えるエネルギーが与えられるとエネルギー順位が上がり励起状態となる．原子が励起状態にある場合，一般に不安定で，エネルギーのより低い状態（究極は基底状態）へ落ち着こうとする．この際，余分なエネルギーは多くの場合，光となって放出される．

以上原子というものを簡単に説明したが，これに基づいて日常生活の化学反応と核化学反応（放射化学）を比較してみよう．

(2) 日常生活における化学反応

　先に述べた水素原子の場合，外殻電子は一つであるが，一般に原子と原子が結合して分子を作るときの作用は外殻電子の中でも特に外の方にある電子の作用によって結びつく．したがってその時の原子核間の距離は10^{-8}cm程度に離れており，核自体の直径を考えると，その距離は核の直径の1万倍も遠くに離れていることになる．核は結合によって何の変化も受けないことが理解できる．また結合が解ければ水の場合であれば元の水素，酸素元素になる．以上のように考えると，日常生活における化学反応（例えば鉄が錆びるのは空気中の酸素原子が鉄原子と結合する）や物質の状態変化（例えば水という液体が低温で氷という固体となり高温では蒸気という気体に変化することは，水分子が自由な分子内振動と分子運動をしている状態—気体，水分子が分子間で水素結合の形成と分断を繰り返している状態—液体，水分子が規則的に配列した状態—固体と考えることが出来る），光の吸収・放射（先に述べたように分子が基底状態から励起状態へ移行する場合は光を吸収し，逆の場合は光を放射する）などはすべて原子の結合・集合の仕方，状態の変化によるもので，原子核の変化は起こらない．化学反応で元素が不滅である，質量が不滅であるのはこのためである．

(3) 核化学反応

　先にも述べたように，原子自身は10^{-8}cmという非常に小さなものであるが，原子核はさらに小さく10^{-13}cm程度である．狭い空間に正電荷を持つ陽子が複数存在するため互いに大きな斥力（反発力）を受ける．一方，陽子，中性子間には引力が働き，これが上記斥力に打ち勝って原子核を安定に存在させている．ところで，陽子と陽子間に働く斥力は距離の二乗に逆比例し，遠方まで達する．陽子の数が増えると（質量数が大きくなると），反発力が増大し，結合エネルギーの減少が生じる．質量数210以上の原子核が安定には存在し得ないのはこのためである（ウランの質量数238，プルトニウムの質量数244）．

　一方，同じ元素の原子でも，原子番号（電子数）は同じであるが質量数の

異なるものがあり，これは原子核中の中性子の数が異なることによる．例えば原子番号6の炭素は質量数が12と13のものがあり，天然には質量数12のものが99％存在する．

このような原子同士を互いに同位体（アイソトープ）という．同位体は電子の数が同じであるので反応性などの化学的性質は等しい．しかし，ある種の元素の同位体では原子核が不安定でより安定な状態になろうとしてエネルギーを放出しながら原子核が自然に崩壊する．この現象を原子の崩壊（参考2）という．また放射性核種（ある有限の時間だけ存続し続ける核種）が放射線を出し新しい核種になることを放射能壊変という．たとえば，この時，原子核からはα線，β線，γ線などの放射線が放出される．ヨウ素の場合，質量数が123〜126，128〜132，139のものが存在するが，いずれの場合もβ線を放出し崩壊する．核の崩壊は上記した日常生活には見られない現象で，この世界では元素の不滅の法則は成立しない．

例えば，ウラン235に中性子を衝突させると，以下のような反応を起こし，新たに3個の中性子が生まれる．ねずみ算的に壊変が進行する（連鎖反応）．

$$^{235}_{92}U + ^{1}_{0}n \rightarrow ^{141}_{56}Ba + ^{92}_{36}Kr + Q + 3^{1}_{0}n, \quad Q：エネルギー$$

炭素棒を挿入し中性子の衝突を抑えて，核化学反応が安定化したとき，臨界点に達したといい，エネルギーQを取り出すことができる．この度の原発事故で周辺の大気，土壌から高濃度の放射線を浴びることになった（外部被曝）が，上記の式がこれをよく表している．

> **参考2：核の崩壊**
>
> **α崩壊**
> 　原子核から陽子2個，中性子2個の結合したα粒子（すなわちヘリウム原子核）が放射される．この崩壊に伴うエネルギー（崩壊エネルギー）Qは，アインシュタインの式，$E = mc^2$ (1) から $Q = \{M_{Z,N} - (M_{Z-2, N-2} + M_{2,2})\}C^2$ で表される．ただし，M_{ZN} は崩壊前の核種の質量（親原子

核)，$M_{Z-2, N-2}$ は崩壊後にできた新たな核種（娘核種）の質量，$M_{2,2}$ はヘリウムの質量，Cは光速度，Z，Nはそれぞれ陽子数，中性子数を表す．崩壊エネルギーQはα粒子と娘原子核との運動エネルギーを表す．α線は紙一枚で遮蔽できる．

β崩壊

中性子は遊離して存在する場合は不安定で，半減期約13分で以下のように発熱を伴って崩壊する．n→p+e⁻+ι

一方，n→p+e⁺+ιなる反応も考えられるが，吸熱反応であるので外部からエネルギーを吸収しない限り起こらない．

ここでnは中性子，pは陽子，e⁻は負電子，e⁺は陽電子，ιはニュートリノを表す．

さて，中性子と陽子が結合して原子核を作っている場合，上記2式の変化が起こり，

$(Z, N) \rightarrow (Z+1, N-1) + e^- + \iota$　$(Z, N) \rightarrow (Z-1, N+1) + e^+ + \iota$　となる．

これがβ崩壊である．したがってβ線は電子線である．

γ線放射

放射性原子核の崩壊にはα型でもβ型でもγ線の放射を伴うのが普通である．なぜなら，原子核の定常状態にも，原子の場合と同様に基底状態の他に励起状態がある．崩壊後の娘原子核が励起状態にある場合はエ

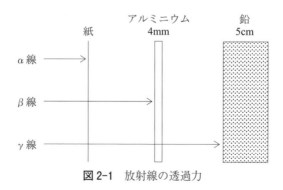

図2-1　放射線の透過力

ネルギーを放射して基底状態に戻ろうとする．これがγ線放射である．γ線は電磁波であり，物質の透過力が強い．図2-1にα，β，γ線の透過力の強さを示した．

ある放射性核種（例えば^{235}U）が放射線（α，β，γ線）を出し，異なる新しい核種（例えば^{139}I, ^{137}Cs）になることを放射能壊変といい，放射能の強さは崩壊速度（原子核の崩壊数/秒），ベクレルで表される．ちなみに，放射線を受けた量を線量といい，体重kg当たりに受けた熱量（J/kg），シーベルトで表す．

一般に崩壊速度dN/dt（毎秒当たりの崩壊数dps）は原子の数Nに比例する．したがって，崩壊定数をλとするとdN/dt＝−λN（1）で表すことができる．最初の原子数をN_0とすると上式（1）は$\ln N/N_0 = -\lambda t$（2）と書き換えることができる．

ところで最初に存在した原子の数（N_0）が半分（$1/2 N_0$）になるまでの時間を半減期（T）と定義すると，（2）式は$\ln(1/2N_0)/N_0 = -\lambda T$となり，T＝0.69315/λ（3）が得られる．

一方，（2），（3）式から，$N = N_0 (1/2)^{t/T}$となり，t時間後の残存量は$N_0 (1/2)^{t/T}$であらわされる．この関係を図2-2に示す．

半減期の考え方は放射性物質が外部にあるか，生物に取り込まれて体内にあるかでは異なり，体内に取り込まれた放射性物質は排泄や代謝で一部は体外に排出されるので体内残留量は減少すると考えられる．主な放射性物質の半減期を示すと表2-1のようである．

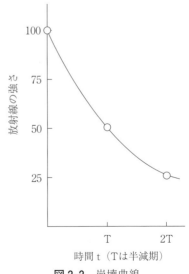

図2-2　崩壊曲線

表2-1 主な放射性物質の半減期

	体外	体内	備考
^{131}I	8日	140日	血液中に入って全身を巡る.甲状腺に摂取される.
^{137}Cs	30年	70～110日	細胞質によく摂取されるが摂取率は1％以下.
^{90}Sr	28.8年	47年	骨に沈着する.
^{239}Pu	2.4万年	20～50年	

渡辺悦生・高橋悦子,水産週報,1835,1836号（2011,2012）

II-3. 医療のリスク

1. 健康食品・栄養補助食品

食品は様々な観点から分類され目的に応じて使いわけられる．すなわち，①原料起源，②生産業種，③加工・保存法，④成分含量，⑤栄養状態評価，⑥主要栄養素，⑦食習慣，⑧法令等による分類である．

法令による分類では健康増進法で，特定の国民を対象にした栄養食品を特別用途食品と定めている．特定の国民とは病者，妊産婦，乳児，高齢者である．特別用途食品には厚生労働大臣による許可基準がある．

一方，厚生労働省は2001年に，これまで定義が曖昧だった「健康食品」に対して，規格基準に従った栄養機能食品（ビタミン等の栄養成分を補給するために利用．栄養成分の機能を表示する法令で定められているものに限る）という枠を設け，従来の体の生理機能に影響を与える保健機能成分を含む食品を特定保健用食品（個別許可型）と定め，両者を合わせて保健機能食品とした（表II-13）．

特定保健用食品は健康に有用な機能性が期待できる（機能性が実証され，かつ体内に取り込まれてその機能が発動することが明らかにされていなければならない）と厚生労働省が認めたもので，特別用途食品に入る．また，保健機能食品の

表II-13 法令による食品の分類

一般食品*	
特別用途食品	病者用食品
	妊産婦用食品
	乳児用食品
	高齢者用食品
保健機能食品	特定保健用食品
	栄養機能食品

＊いわゆる健康食品，機能性表示食品も含まれる

うち錠剤，カプセルなど通常の食品形態でないものを栄養補助食品（サプリメント）という．その後，食品の機能性をわかり易く表示できる制度（機能性表示食品制度）が，2015年4月から始まり，安全性と有効性の科学的根拠に関わる情報を消費者庁に届けでることで，企業の責任において機能性を商品に表示することができることになった．

したがって，これまでの「健康食品」という呼称は宙に浮いた形で存在し，有効性や安全性の一定基準を満たす保健機能食品と同一視される傾向がある．「健康食品」の有効性や安全性は製造業者任せで事実上野放しのため健康被害が後を立たないといっても過言でなかろう．最たる例は，カロリーや糖分，脂肪分をゼロにしたいわゆるゼロ系食品が増えている．ゼロ系食品への関心は健康を気にしている人たちに特に高いが，体型を気にしている人の間でも高い．しかしながら，「売らんかな」のために実験データを捏造し，その効果を誇張した事例がテレビ等で放送され問題となっている．2006年TBSが紹介した白いんげん豆ダイエット法で視聴者が健康被害を起こす事態にまでなった．これを受けて，消費者庁は健康食品の広告表示に関するガイドラインを新たに策定することになり（2013.12），先にも述べたように国は2015年4月より科学的根拠を国に届け出れば事業者が自らの責任で健康にどんな効果が期待できるかを表示できる「機能性表示食品」制度を導入した．一方，栄養補助食品にあたっては過剰摂取にならないように注意するとともに食品の栄養価を正しく理解する知識を持つことが必要である．

2．食物アレルギー

食物アレルギーとはある種の食べ物を摂食することによって発症する．典型的症状はジンマシン，アトピー性皮膚炎，下痢，嘔吐，頭痛などであるが，重篤な場合は呼吸困難，意識消失，アナフラキシーショックにより死に至る場合もある．

人によってアレルギーを引き起こす食品には違いがあるが，日本では食品衛生法で発症頻度や重篤度から以下の7品目については表示を義務付けている（表Ⅱ-14）．

表Ⅱ-14 アレルギー表示の対象食品

義務表示食品	卵,小麦,乳,そば,落花生	平成13年4月1日より
	エビ,かに	平成20年6月より

　その他，20種の原材料（あわび，いか，いくら，オレンジ，キウイフルーツ，牛肉，くるみ，さけ，さば，大豆，鶏肉，バナナ，豚肉，まつたけ，もも，やまいも，リンゴ，ゼラチン，ゴマ，カシューナッツ）が表Ⅱ-14記載の特定原材料（義務表示食品）に準ずるものとして表示することが推奨されている．一方，規模や業態の異なるすべての事業者で対応することは難しいとして外食などに含まれるアレルギー物質の表示は見送られた．

　食物アレルギー発症事例
○平成18年（2006），横浜市の児童相談所で3歳児にアレルギー源である卵を含むちくわを誤って食べさせて死亡．
○平成20年（2008），横浜市の学校給食でちくわを食べた卵アレルギーを持つ複数の児童がアレルギー様症状を訴えた．製造業者が学校給食会からの発注内容を無視し卵白を使用した焼きちくわを製造し，これを納入していたことが判明．
○平成24年（2013），乳製品アレルギーの女児（11歳）が学校給食後に死亡．チーズの入った韓国風お好み焼きチヂミが原因と認定された．市教育委員会が設置した検証委員会は，①アレルギー源を取り除いたメニューが明確に調理人に伝えられていなかった，②女児が食べられないメニューを担任が確認していなかった，③担任らがアレルギー反応を抑える注射薬（アピペン）をすぐに打たなかった，ことを指摘した．その上で，事前に当事者間で十分に情報を共有し，教職員やクラスの児童にも情報を伝え，対応に取り組むことを提言した．

　一方，文部科学省の有識者会議の報告では，①学校全体での対応，②各校が対応マニュアルを作成する，③学校，保護者，主治医らが子供のアレルギー情報を共有する，④教職員向けにアレルギー専門医を呼んで研修をする，⑤エピペンの使用を迅速に判断するために消防署との連携強化を図る，とし

ている．

　アレルギー発症に関しては個人差が大きいことを考えておかねばならない．

　食物アレルギーのリスクを回避するには，自分にとってのアレルギー誘発成分（アレルゲン）を明確にし，これを含む食品の摂取を回避することが基本である．このような課題を解決するため，安全，安心なおいしく，かつ栄養的，経済的にも優れた抗アレルギー食品の開発が求められている．主なアレルゲン除去食品を表Ⅱ-15[12]に示す．これらは付加価値の高い食品群であるが，専門医の指導の下で利用したい．

表Ⅱ-15　主なアレルゲン除去食品（特別用途食品）

商品名	除去対象	販売元
ビーンスターク　ペプディエット	牛乳	ビーンスターク・スノー
ニューMA-1	牛乳	森永乳業
低脂肪 MA-1	牛乳	
あびのんビスケット	卵・牛乳・大豆	森永製菓
あびのんウエファー	卵・牛乳・大豆	
アルリーフウインナー	卵・牛乳	大丸食品
アルリーフハンバーグ	卵・牛乳	
アルリーフミニハンバーグ	卵・牛乳	
アビライトポーク	卵・牛乳	日本ハム
アビライトハンバーグ	卵・牛乳	
アビライトミートボール	卵・牛乳	
元気印ポークウインナー	卵・牛乳	
明治のびやか	牛乳・乳糖・ガラクトース	明治乳業
明治エピトレス（無乳糖食品）	牛乳・乳糖・ガラクトース	
明治エメンタールフォーミュラ(無乳糖食品)	牛乳	
青空（マーガリン）	牛乳	旭電化工業
青空ソフト（マーガリン）	牛乳	
雪印ペプディエット	牛乳・乳糖・ガラクトース	雪印乳業

3. 薬害，医療ミス

フィブリノゲン製剤は出産や手術での大量出血などの際に血液凝固剤として用いられ，日本では1964年より販売された．非加熱フィブリノゲン製剤および乾燥加熱フィブリノゲン製剤により薬害肝炎が発生したが，フィブリノゲン製剤の主成分であるフィブリノゲンはC型肝炎ウイルスに汚染された血液から抽出精製されたものであり，それが漫然と投与され続けられた結果であった．フィブリノゲンの投与でC型肝炎に感染した人は約一万人と推定されている．

遡れば，睡眠薬，サリドマイドを服用していた妊婦から新生児に奇形が現れた事件（1960年代），整腸剤，キノホルムを服用したことによる下肢対麻痺（スモン病，1960年代），輸血によるエイズウイルスへの感染，新型インフルエンザ治療薬タミフルによる異常行動，最近では，肺ガン治療薬イレッサが副作用の少ない新しいタイプの抗がん剤として，日本が2002年，世界に先駆けて販売したが，間質性肺炎を併発する患者が相次ぎ，800人以上が死亡した．これを受けて，製薬会社の責任として「製造物責任法（PL法）上医薬品の安全性について第一次的な責任を負う」とし，これまでの民法上の不法行為責任よりも製造会社の責任がより重く問われた．また，国については「薬事法に基づき医薬品の副作用から国民の生命，健康を守るべき責務を負う」とした．繰り返されるこれら薬害に対して，当然のことながら，薬事行政は転換を迫られている．

最悪な事態は，高血圧治療薬（デイオバン）の臨床データを薬の効果が大きく見えるように改ざんした（2013.8.3，日経）ことである．

医薬品に含まれる添加剤による副作用もまた注意しなければならない．医薬品の中には添加剤，賦形剤，活性成分，補助成分などが含まれる．医薬品の主成分を安定化させたり，溶けやすくしたり，形をととのえたり，色をつけたりするための物質である．

一例を挙げれば，1937年，アメリカで添加剤，ジエチレングリコールによって107人の死者を出した事故やビタミンK注射によって生じるショックは可溶化剤が原因とみられている．また，保存剤やある種色素が喘息やジンマ

シンなどを引き起こすことも知られている.

　1988年に添加物表示が義務付けられて以降，問題の添加剤を含まない薬剤を選ぶことは可能となった.

　一方，検体検査や放射線検査などの医療事故が2012年度2882件にのぼり（日本医療機能評価機構調べ）2005年の集計開始以降最多であった．例えば，急性腫瘍が疑われた細胞検体と別の患者のそれとを間違ってラベリングしたり，抗ガン剤投与の判断基準となる白血球数を誤認する事故があったが，幸い死亡例はなかった．ごく最近では，乳児に抗生剤を誤って多量に投与してしまった事故がある（2013.8.22）．本来投薬は処方箋に書いて指示する必要があるが医師はこれを口頭で済ませていた．また，ベッドからの移動の際の転落などが目立ったとしている．

　以上，これらは一般患者の知る由もないことであって，医療機関の安全・安心に対する対応に細心の注意を促したい．

引用文献

1) 一色賢司：食品衛生学，東京化学同人（2005）．
2) 天笠啓裕：知っておきたい遺伝子組み換え食品の知識，日本実業出版社（2000）．
3) 古谷圭一編訳：環境倫理，価値のはざまの技術者たち，内田老鶴圃（1993）．
4) 喜田村正次：水銀，講談社（1976）．
5) 小川廣男，能登谷正浩編：海藻食品の品質保持と加工・流通，厚生社厚生閣（2002）．
6) 天野慶之，菊池武昭，奥積昌世，山中英明：最新食品衛生学（株）恒星社厚生閣（1984）．
7) 浅川義範，ニワトリヒナの筋胃潰瘍誘発物質，ファルマシア，21(5)，435（1985）．
8) 石綿　肇，谷村顕雄：変異原と毒性，11，58（1980）．
9) 橋本康平，杉井通泰，和田吾朗：放射化学および放射線保健学，（株）廣川書店（1965）．
10) 日本原子力研究所・ラジオアイソトープ研修所：講義テキスト，基礎課程（1967）．

11) 酒井伸一:第21回日本環境化学会講演会予稿集 (1997).
12) 高畑能久,森松文毅:抗アレルギー食品の開発と新たな展開,FFI Journal, vol. 212(12), 1016-1023, 2007.

参考文献

渡辺悦生監修:水産物の鮮度管理マニュアル,(株)流通システム研究センター (2008).

加藤尚武編:環境と倫理,有斐閣アルマ (2007).

通商産業省工業技術院,資源環境技術総合研究所編:身近な環境問題,森北出版(株)(1999).

今井道夫:生命倫理学入門,三行図書 (2002).

河内俊英:生き物の科学と環境の科学,共立出版 (2009).

森林環境研究会編:生物多様性COP10へ,(財)森林文化協会 (2010).

ポール・ロバーツ(神保哲生訳):食の終焉,ダイヤモンド社 (2012).

植村修一:リスク,不確実性,そして想定外,日経新聞出版社 (2012).

天笠啓祐:放射能と食品汚染,芽ばえ社 (2011).

西川秋佳:食品添加物の安全性と評価,FFI Journal 212, 807-814 (2007).

渡辺芳則:輸入食品の食品添加物とその違反例,FFI Journal 214, 280-292 (2009).

飯田隆雄:ダイオキシンの汚染実態把握および摂取低減化に関する研究 (2),「ダイオキシン類の個別食品の汚染実態調査」(2003).

渡辺悦生,久保田穣:核酸の構造に及ぼすγ線照射の影響—Ⅰ,Ⅱ,日本水産学会誌 vol. 33, 769-774, 775-781 (1967).

渡辺悦生,高橋悦子:日常生活の中の化学反応と放射性物質(上),水産週報,1835号, 4-7 (2011).

渡辺悦生,高橋悦子:日常生活の中の化学反応と放射性物質(下),水産週報,1836号, 24-26 (2012).

渡辺悦生:食の安全—放射能汚染と放射線殺菌,水産週報,1844号, 8-9 (2012).

深海 浩:DDT その栄光と没落,科学, 48 (7), 441-446 (1993).

(財)東京顕微鏡院 食と環境の科学センター:水産食品の安全確保のために—登録検査機関の関わり,水産振興,542号, 37-39 (2013).

日本経済新聞 (〜2013).

倉沢璋伍:遺伝子組み換え食品の安全性,化学と工業, 53, 493-496 (2000).

太田豊彦，石黒祐規：食品基本法について，水産振興，428（2003）．
栗飯原景昭，内山　充：食品の安全性評価，学会出版センター（1987）．
天笠啓裕：遺伝子組み換え食品の知識，日本実業出版社（2000）．
竹内昌昭，藤井建夫，山沢正勝編：水産食品の辞典，朝倉書店（2000）．
須山三千三，鴻巣章二：水産食品学，恒星社厚生閣（1987）．
知地英征編著：食べ物と健康Ⅰ，食品と成分，三共出版（2006）．
橋本周久，鴻巣章二：水産利用化学，恒星社厚生閣（1992）．
鴻巣章二，橋本周久編：水産利用化学，恒星社厚生閣（1992）．
知地英征編著：食べ物と健康—Ⅰ，食品と成分，三共出版（2000）．
荒川義人編著：食物と健康Ⅱ，食品と特性，三共出版（2006）．

Ⅲ. リスクはどこから生まれたか

　食のリスクとは健康に及ぼす危害度であって，食品中に存在する危害要因が引き起こす有害作用の起こる頻度と程度によって表わされる．

　リスクを考えるには，まず被害がどのような内容で，どの位の頻度で，どのような人あるいは集団に，どの位の影響をもたらすかを明らかにし（リスク評価），リスク管理をいかに行うかが必要である．

　国際食品規格委員会（Codex）—食品・食料分野で消費者保護と公正な貿易を維持することを目的にFAO（国連食糧農業機関）とWHO（世界保健機関）が合同で設置した—は安全で有益な食品を確保することを目的に，①ガイドラインを作成する，②原材料生産の衛生管理，③施設に対する適切な保守管理，④作業管理，⑤人の衛生，⑥輸送上の衛生管理，⑦消費者の食品衛生に関する十分な知識，⑧食品に係わる者の教育・訓練を挙げている．Codexが定めた規格は事実上国際規格として位置づけられ，各国にこの規格を基準にすることが求められている．

Ⅲ-1. リスクを持った食品がなぜ出回るのか

1. 食の便利性

　戦後，生活水準の向上，食生活の欧米化と共に日本人の体力は向上した．一方で，冷蔵庫や電子レンジの普及は食の保存，輸送を可能にし，母親たちの多くが専業主婦からパートや専業職業人となり，その結果，共稼ぎ，核家族化は便利性，簡易化を求めて食の外部化を進行させたと考えられている．それに伴い，食には便利性，簡易性，おいしさ，保存性，経済性が求められ，栄養性，機能性，安全性は重く見られなかった．

　便利性は使い捨てに拍車をかけ，冷蔵庫の進化は貯蔵性ばかりでなく便利性をも高めた（図Ⅲ-1）．マーガリンはほどよい硬さを保つ一方トランス酸の生成を伴った．サプリメントは栄養を簡単に補うものとして売り出されたが，「トリプトファン」では不純物としての前駆体が死者を出すに至ってしまった．インスタントラーメンは便利性ばかりでなく保存性も兼ねそなえた

食品であるが，食品添加物を食べているとまで言われているほど様々な化学物質が投入されている．

2. 食の安全性

健康志向の高まりから健康食品の売り上げは急増しているが，一方で健康食品の摂取が原因と思われる健康被害が増加している．国が認証する特定保健用食品以外の健康食品はその有効性や安全性は製造業者まかせで事実上野放しである．安全性に注意を払うことが重要である．

最近では，アレルギー物質や認められていない食品添加物の使用など食の

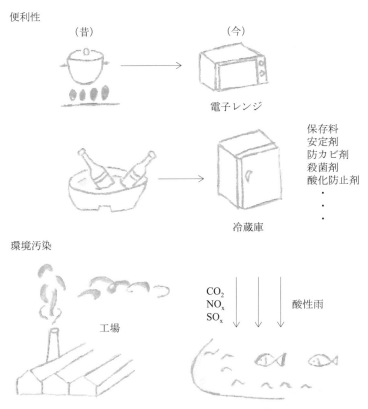

図Ⅲ-1 便利性，環境汚染が食の安全を脅かす

安全性を脅かす事例が急増している．厚生労働省の調査（2008年）によると，食物アレルギーの症状を起こして病院を訪れた患者2,500例のうち，実に41%が表示の見落としが原因であった．表示が個別に具体的でかつその含有量レベルがわかれば，見落としは確実に減少できるとされている．表示法の改善が望まれる．

　一方，微生物汚染やダイオキシン汚染，農薬汚染など環境問題が食の安全性を脅かしてきたことも事実であろう．ただし，人体が環境から化学物質を取り込む経路は約8割が肺からで，食物からは1割に満たないといわれている．散布された農薬を吸い込んで神経や精神に異常をきたしたとして空中散布を自粛する自治体も現れている（2006.5.29，日経）．

　先に述べた雪印乳業の集団食中毒事件は毎週1回行わなければならないバルブの洗浄が作業員の判断で3週間放置されたままであったことに端を発した．日常作業の慣れ，うっかりで済ますわけには行かない問題である．先に述べたカネミ（PCB），森永事件（砒素）も然りである．食を預かる企業の食の安全性に対する徹底した再教育が必要であろう．

3. 自由経済社会

　自由経済社会にあっては誰もが同じものを求め，無用となれば廃棄するといった大量生産，大量消費，さらには便利性から新たなリスクを作り出した．私達は自らがリスクを作り，それを避けようとしている矛盾に気がついていない．食べたいものを場所や季節を度外視して居ながらにして食べられることのできる環境，それはまぎれもなく消費者自身が作り上げたといっても過言ではない．もちろんそこには経済効果があると考えた人もいたであろう．しかしながら，保存性，貯蔵性を高めるためには保存料や安定化剤が必要であるし，居ながらにして世界中の食料を満喫した結果として輸送に伴う燃料の消費が炭酸ガスを放出し環境悪化の一因になっていることを承知しているのであろうか．長期輸送に耐えられるようにポストーハーベスト農薬を用いることになり，さらには，膨大な量の水をも輸入しているとの見方もある．例えば，1kgの麦を収穫するのに水2,000Lを必要とする．日本の食料

輸入量から試算するとそれに含まれる水（仮想水）は640億tになり，これは国内で使用する全農業用水を上回る（2006.8.15，日経）．世界中で水不足の折，日本は一大水消費国なのである．

　遺伝子組み換え作物は大きく分けて二種類ある．一つは先に述べたスターリンクやラウンドアップに見られるように大豆そのもののDNAを操作する場合と，もう一つはサプリメントの「トリプトファン」のようにある種微生物のDNAを組み換え，この微生物を使って目的のものを生産させる場合である．前者は操作された大豆そのものを食することになり，後者は微生物が作り出すものを食することになる．いずれの場合も様々な代謝中間生成物がはたして人間にとって安全かどうかという問題が残る．将来の食料難時代，いくら肥料を増やしても，もはや単位面積当りの収穫量の増産は望めず，遺伝子組み換え作物は最後の手段であるという大義名分はあるが，現在のところ，8億人ともいわれる飢餓で苦しむ人たちの助けにはなっていない．

4．輸入食品

　輸入食品の安全性を守るのは厚生労働省の担当である．厚生労働省の検疫所による輸入食品の監視は同省が毎年作成する計画に基づきカビ毒や残留農薬など検査項目を決めている．

　日本が輸入する生鮮食品や加工食品は，その国や企業による検査を受けてから日本国内に入ると，再び検疫所が検査する．原材料や添加物を記した輸入申請書を審査するとともに，商品の抜き取り検査を行なう．このように検疫所や企業が何重もの検査をしてもなお検査漏れがある．なぜなら，有害物質は全食品に均等に混入しているわけではないので，抜き取り検査を受けた部分によっては発見できないことがある．たとえば，2008年，タイ産米からカビ毒が検出された例がある．輸入米に対する輸入時検査は5割検査で全量検査していない．さらに，そこから抽出して行う検査は抽出率0.01％とごく一部を対象にした検査である．これでは汚染米が検査をすり抜けて消費者に届く可能性を否定できない．

　米国産牛肉はBSE感染牛が見つかった2003年に輸入が禁止された．2005

年輸入を再開したものの，背骨混入が見つかり再び輸入停止の措置が講じられた．日本政府の現地査察が不十分だったことに起因するとの声が大きかったが，2006年香港でも骨の混入が確認され，輸入禁止の措置がとられたことをあわせて考えると，米国のHACCP対応のずさんさが浮き彫りになった．

Ⅲ-2．環境汚染はなぜ起きたか

1．廃棄物・農薬

　新日本窒素水俣工場はアセチレンからアセトアルデヒドを製造する際Hgを触媒として使用していたが，排水と水俣病との因果関係が不明として，約10年間汚染水を垂れ流しにした．未解明な部分があるから対策を取らないというのはまさに科学を無視したものである．訴えに対して根拠が明らかになるまで汚水を止めるべきであったし，根拠を明らかにするのは工場側である．また，経済発展の下，自動車や工場からの排ガスは大気汚染を引き起こし，酸性雨をもたらし，また炭酸ガスは地球温暖化に拍車をかけている（図Ⅲ-1）．

　地球温暖化はサンゴ礁の崩壊にみられるような地球環境の破壊をもたらし，生物多様性を混乱させ，資源の枯渇をももたらしている．一方，生活が豊かになるに従い，黙認されていた海環境や景観の破壊は良くないという認識が芽生えつつあることは幸いである．

　しかしながら皮肉ことに，生活が豊かになり，そこから出る使用済みゴミからもまた有害物質ダイオキシンが放出され人間の健康を脅かす存在となった．

　農薬は大量生産（収穫）には欠かせないけれども残留農薬が人の健康を阻害することが明るみになった．DDTは優れた殺虫剤として人の命を何百万人も救ったが，地球上に累積したDDTはやがて牛乳から乳児に伝わり甚大な健康被害を出してしまった（図Ⅰ-1）．

　2016年，世界保健機構（WHO）は2012年に大気や水，土壌の汚染など環境汚染に起因する死者が世界で推定約1260万人に上ったと報告している．報告書は環境による健康へのリスク要因として大気汚染，紫外線，化学物質，

温暖化，農薬，水などを上げている．

地域別ではPM2.5の汚染が深刻な中国，東南アジアで環境による健康への影響が最も強く見られたとしている．

一方，国際エネルギー機関（IEA）は2015年の世界のエネルギー起源CO_2の排出量は前年とほぼ同じ321億tだったと発表した．この傾向が続くことを期待したい．

2. 経済効果優先

「安全に100％はない」．すなわち，安全率の考え方は条件付で，つまり「リスクを伴った安全」を確保するもので，この条件を忘れた生活になってはいないだろうか．道路のぬかるみ解消のために，アスファルトの道路にしたけれども雨水の行く先がなくなり雨水は一気にあふれ出す．原子力発電事故もまた然りである．

福島原発事故は津波という自然現象への対応に問題があった．「最悪時」の程度を低く想定していた．はたして，それには経済的効果が優先されていなかっただろうか．あるいはそういう事態はあり得ないとの判断があったのだろうか．

東京電力が指摘した主な事故要因は①津波評価をするときに必要な対策をとることができたはずだった，②想定を超える津波への防護が弱かった，③津波リスクの検討を公表すると運転停止につながると恐れた，④経営層に過酷事故はきわめて起こりにくいという油断があった，⑤過酷事故対策をすると安全性に問題があるとの懸念が広がり反対運動が勢いづくことを心配した，⑥過酷事故対策をする間，プラントを停止しなければならないとの恐れがあった，⑦訓練が不十分なうえ精通した技術者が不足していた（2012.10.13，産経）．

本来制御しきれない原子力を利用したものが原子力発電である．「最悪時」でも安全な方向に働くように設計されていなければならないのに現実には電源が失われ，冷却機能が働かなくなってしまった．これを想定外で済ますわけには行かない．

大気中に放出された放射性物質は風に乗って遠くにまで運ばれ，雨で地上に落ちて農作物ばかりでなく環境全体を汚染してしまった．セシウムは粘土や有機物に吸着したり，水に溶けてもいる．^{134}Csの半減期は約2年だが，セシウム^{137}Csのそれは30年と長い．特に農産物や生鮮魚介類に対して今後大きなリスクとなってのしかかるであろう．

Ⅲ-3. 倫理観の欠如

1. 不正

表示偽装・改ざんはまさに犯罪である．消費者はこれをどうやって見破れるだろうか．事故が発生してはじめて事の重大性が明らかにされる．消費者にとって防ぎようのないリスクである．

2. 過当競争

自由経済社会において，一つはいかにコストダウンを図り競争に打ち勝つかが至上命令となった．例えば，化学肥料を使って単位面積当たりの収穫量を最大限まで上げる考えは限界に達し，それ以上の使用効果は期待できないところまできている．偽装表示はこれらの結果として生まれたといっても過言ではない．また，企業の売らんかなの環境作りにだれもが乗せられ，それが当たり前となっている．流行に乗り遅れたファッションは野暮ったいといわれて自分の好むものが自由に身につけられない現実がある．不二家，赤福等の賞味期限切れ商品の改ざんやメラミン入り粉ミルク等に見られるように食の安全性の欠落は単なるコストダウン競争ではなく生命の尊厳を失った結果にあるとも言える．ソフトクリームや弁当等にゴム手袋の切れはし，ビニール片，ネジ，虫などが混入していたといった苦情が相次いでいるのは，まさに過当競争が優先され食の安全・安心の確保がなおざりにされている証ではなかろうか．まさに道徳なき経済は犯罪である（二宮尊徳）と言っても過言ではなかろう．

不正手段で短期間的に売り上げを伸ばすことがいかに大きなリスクになるかということを熟慮し，一方，法令順守を徹底することが業績にもつながる

ことを胆に銘ずべきである．

参考文献

通商産業省工業技術院，資源環境技術総合研究所編：身近な環境問題，森北出版
　　（株）（1999）．
今井道夫：生命倫理学入門，三行図書（2002）．
河内俊英：生き物の科学と環境の科学，共立出版（2009）．
森林環境研究会編：生物多様性COP10へ，（財）森林文化協会（2010）．
ポール・ロバーツ（神保哲生訳）：食の終焉，ダイヤモンド社（2012）．
植村修一：リスク，不確実性，そして想定外，日経新聞出版社（2012）．

IV. リスクにどう対応するか

　国際規格の安全は「許容可能なリスクが残っている状態」と定義され，仕方がないけれど受け入れるしかないリスクが残っていることが前提で，絶対安全はないとしている（2012.6，日経）．例えば，室内を快適にすれば外環境温度は排熱で上昇する．原発はエネルギーを取り出せても放射性廃棄物が残る．ゴミ処理は新たなゴミ（焼却による炭酸ガス）の放出や新たな装置を必要とし，新たな装置からは新たなゴミが発生する．
　要するに，自然界に起こる過程は不可逆であって，やがて地球は滅びる方向にあることを示している．
　食品で考えれば，健全な生命活動に不可欠ないかなる物質といえども，ある生理的限界内において全体的調和を保つことが重要である．それら物質の量的限界は人間の健康状態あるいは生活条件（性，年齢，栄養，運動量など）によって異なる．すべての物質は，もちろんそれが食品であっても食品成分であっても，「物質の性質・量・在り方あるいは使い方」の総合的関係において，ある場合には健康な生命維持に有効に，ある場合には有害に作用する．先にも述べたように，食品が有害であるということは，固有の毒性，食品を介しての摂取量，食品中での存在形態，食品中における共存物質，生体の応答力等を総合して判断されるべきで，単に有害物が存在することで有害と決め付けることはおかしい[1]．
　以上，これらは食品の安全性，さらには食生活の健全性を考える場合の基本である．
　物事を科学的視点に立って評価し，リスクが伴っていることを理解し，対処することが重要である．
　最たる事例は食塩の摂り過ぎである．
　国民健康・栄養調査結果によれば，日本人の食塩摂取量は平成21年度，男子11.6g/日，女子9.9g/日で，これは目標値，男子9g/日，女子7.5g/日をはるかに超えている．個人の調理に用いる食塩量はごくわずかであって，その多くは加工食品等の食材にすでに含まれているといわれている．消費者の

対応を超えていると言わざるを得ない．しかし，イギリスでは国を挙げて加工食品の食塩量を徐々に少なくし（一機に少なくすると慣れ親しんだ味に違和感を生じ，受け入れられない），3年間で塩分摂取量の10％削減に成功している．食のリスクにどう対応するかの好例であろう．

Ⅳ-1. 食の安全

1. 世界共通の価値観

　最近，食品には，機能性や貯蔵性，便利性までが要求されるようになったが，一方で，アレルギーを引き起こす食品，環境汚染をまともに受けてしまった食品，さらには偽装された食品（マグロの赤色を保存するためのCO封入，メラミン入り中国産粉乳），安全性に問題のある食品（遺伝子組み換え食品，骨の混入した米国産BSE牛肉），食品添加物として認可されていない物質を使用した食品（エビの黒変防止）などなど問題の多い食品が国の内外を問わずわれわれ消費者のもとへ届く．図Ⅳ-1は上記のことを示しているが，もはや食の安全・安心は一国の政策では守りきれない．食の安全に対する世界共通の価値観をもたなければならない．

　先に述べた輸入されたエビの黒変防止に，日本では食品添加物として認められていない4-ヘキシリゾルシノール（喉の薬）が使用されていたとして廃棄処分されたが，世界共通の認識に立たないとこの種の問題は後を絶たない．ただし，その国で4-ヘキシリゾルシノールが食品添加物として認められている上での話である．その上で，その国の食文化，食習慣を理解し，受け入れることも必要であろう．

　食品添加物は食品衛生法で以下のように定義されている．

　「食品の製造過程において，または食品の加工もしくは保存の目的で食品に添加，混和，浸潤その他の方法によって使用する物」であり，次の4つのカテゴリーに分類されている．

　① 厚生労働大臣指定添加物
　② 天然添加物の中，使用が認められている既存の添加物
　③ 着香目的で動植物から得られる天然香料

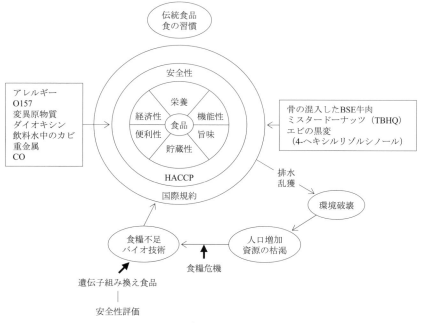

図Ⅳ-1　食を取り巻く環境

④　一般飲食物であるが添加物としても使用されるもの

また，現実的には使用目的から次のように分類できる．

①　食品の製造や加工のために必要な物

②　食品の風味や外観をよくするための物

③　食品の保存性を良くして，食中毒を防止する物

④　食品の栄養成分を強化する物

基本的な考え方として，食品添加物は安全性および有効性が科学的に確認されていなければならない．なかでも個々の物質の毒性の強さと摂取量が重要である．

日本では，食品安全委員会[*1]を内閣府に置き，リスクアセスメント（リスク評価）を行い，一方で，それを受けて関係省庁（厚生労働省）がリスクマネジメント（リスク管理）を実行し，消費者や事業者とのリスクコミュニ

ケーション（リスク情報交換）を図るというリスク解析の図式が成り立っている．

* 1　BSEの発生をきっかけに食品の安全性の確保に関する施策を総合的に推進することを目的に食品安全基本法が制定（平成15年5月）され，それに伴って食品安全委員会が設置された．

　上記の視点に立てば，食品添加物に有害物質は存在しない．しかしながら，世界中から食品が押し寄せてくる中で，添加物に対する取扱いは世界的に統一されていない（国連の世界保健機関―WHOと食糧農業機関―FAOでは合同で食品添加物専門家委員会を組織し，添加物の安全性を検討し，その結果を各国に勧告している）．したがって，わが国の食品衛生法に適合しない事例（禁止されている食品添加物の使用，基準値を超える使用，対象外使用，添加物そのものの成分規格不適合―純度）にあっては有害物質と断じざるを得ない．ただし，国際的に使用され安全性が確認されている添加物の中で，各国での使用実態から指定の必要性が高いと思われる添加物については，国際的整合性の観点から国が自ら指定の方向で検討を行っている．これを国際的汎用添加物という．また，必要性がなくなった場合や安全性に疑問が生じた場合は削除される．

　以上述べたように，個々の食品添加物は科学的にもその安全性は保障されているが，便利性，簡易性等からある種食品を毎日のように食することにより，そこに添加された食品添加物を過剰に摂ることになるので注意が必要である．

　ちなみに，食品衛生法はJAS法や健康増進法と共に一般消費者が安心して食することができるように設けられた法律である．以下に簡単に解説する．

2．食品衛生法

　公衆衛生の立場から食品の安全性の確保（食品による食中毒，伝染病事故などの防止）を目的に定められた．本法では加工食品の製造基準を示し，食

品の生産，流通，製造，加工工程，販売において様々な衛生対策を講じる．本法が適用される食品もしくは食品添加物については名称の表示，消費期限（品質の劣化が早いもの；弁当，食肉，生菓子）または賞味期限（飲料水，冷凍物，缶詰め等）の表示，製造（加工）所在地および製造（加工）者氏名の表示，合成，天然に関わらず添加物を含む旨の表示，基準に合う使用方法，保存方法の表示を規定している．

3. JAS法

　農産物資の規格認定制度と品質表示基準制度からなり，前者は農林物資の品質改善，生産の合理化，取引きの単純公正化，消費の合理化を図るため，農林水産大臣が制定した品質規準および表示制度（日本農林規格）に基づく検査（格付け）に合格した食品にJASマークの添付を認める制度，後者は品質表示基準制度を設け，消費者が商品を選択する際に，その品質内容などについて判断するための必要な事項の表示を義務づけた制度．

　政府は2015年，特定農林水産物等の名称の保護に関する法律（地理的表示法）を制定し，特定の産地と結びついた食品などの名称を保護する．地理的表示は世界貿易機関（WHO）が著作権と同様知的財産として認めている．地理的表示の登録には品質や製造法で一定の基準をクリアすることが必要であり，地域に25年以上存在していることも必要である．

　例えば，夕張メロン，八丁味噌，神戸ビーフ，但馬牛などの登録申請がなされている．地理的表示が認められれば，登録標章（GIマーク）が与えられるが，一方で生産者の品質管理や食の安全性に対するより一層の努力が求められる．消費者庁と農林水産省は2016年国内で製造された全ての加工食品について産地表示を義務付けることを決定した．加工食品の原材料は産地が頻繁に変わったり，複数国にまたがったりすることが多い．この場合でもできるだけ産地を示すように促す．一般から意見を募った上で2017年を目処に内閣府令の改正案を公布する．

図Ⅳ-2　特別用途食品マーク

図Ⅳ-3　特定保健用食品マーク

4. 健康増進法

　国民の栄養改善を目的に定められた．この中で，特別用途食品（病者用，妊産婦用，乳児用）を規定し，表示の制限，栄養成分表示の基準を定めている（図Ⅱ-13, Ⅳ-2）．さらに，特別用途食品のうち「食生活において特定の保健目的」が期待できるものには特定保健用食品（特保）のマーク（図Ⅳ-2）が表示できる．なお，特定保健用食品はその効果を科学的に実証し，さらに安全性を確認して国の認可を得たものであるが，過剰に摂取すれば副作用が起こることがあり，薬の代わりにはならないことはもちろんのこと薬との併用をさけることなどを理解すべきである．

5. HACCP

　一方BSE問題や相次ぐ産地偽装表示などを背景にトレーサビリティシステムの導入がはかられ，スーパーで売られている食品がいつ，どこでどのように生産・流通されたかなどについて消費者がいつでも把握できるようになりつつあり，これによって食品の安全性や品質表示に対する消費者の信頼性を確保できるとしている．しかしながら，本システムはあくまでも製造者側の管理システム（リスク管理，製品に関する情報の信頼性確保）であって，例えばこの魚は後何日刺身として食べられるかなどの消費者側に立った情報は得られない．先に述べたHACCPが品質管理，トレーサビリテイシステムがリスク管理であるとすれば，消費者はまさにその融合された情報を知りたいわけである．消費者が納得できるような透明性の高い安全基準と値決めの仕組みを再構築する努力が必要である．

　1993年国連食糧機関FAOと世界保健機構WHOによる合同食品規格委員

会は食品製造においては微生物に限らず，予測されるあらゆる食品危害を未然に取り除くことを義務づけた HACCP（Hazard analysis and Critical Control Point）概念を採択した．現在，食の安全対策に対する世界共通の考え方として認められている．日本での HACCP 対応は自主衛生管理システムと位置づけられており，その導入は強制的ではないが，輸出品目に関しては認定工場（わが国では1995年5月に食衛生法を改正し，HACCP による衛生管理手法を用いた総合衛生管理製造過程の承認制度が施行された．各工場では HACCP 工場認定のために申請手続き，承認基準などの国のガイドラインにしたがって HACCP プランを独自に計画し，申請，承認をうける）で製造されたものであることが義務づけられている．政府は2018年にも食品衛生法を改正し，HACCP の手続き順守を食品業者に義務付ける方針を示している．

HACCP の考え方を実践するには，まず，
① 何が危害であるかを特定する．

漁獲，加工・貯蔵，製造，物流および最終消費にいたる工程において予測されるあらゆる危害を洗い出し，その危害度を評価し，防除手段を明らかにする．この時点では，製造工程の見直しや作業員の食品の取扱いについても細かな観察を行い改善の必要があるかどうかをチェックする．

今，まな板の生菌数はまともに計測を行なえば，結果がでるまでに3日を要するが，例えば，「3回の繰り返し水洗で菌数が10^2ケ/gに減少した」ということを実験的に明らかにしておく．その科学的根拠に基づいて，日常的に，いつ，何時何分に誰がまな板を何回洗浄したかを記録しておくのである．そのつどの菌数測定は不要である．

自分の判断で，きれいだからといって，かりにも2回の洗浄で済ます事があっては絶対にならない．**科学的根拠に基づいた食の安全をトップから現場の人までが共有することこそが HACCP に基づいた工場管理の基本中の基本であることを肝に銘ずるべきである．**

② 危害発生の監視

①で設定した危害の発生を防止するため，あるいは発生を取り除くための

方法と，作業工程のどの場所，あるいはどの段階でそれを行うかを決定する．さらに，実際の作業条件を確認するためには各種計測機器の管理が必要である．すべての計測機器は正確な目盛りがつけられているか，標準計器や標準品との較正が定期的に行われ，その記録が残されているかを確認する．

たとえば，加熱乾燥中に熱分解によって危害物質の生成が考えられる場合は，乾燥温度を下げるとかの対応はもちろんであるが，温度管理を日常業務とし，いつ，だれが温度チェックをしたかを記録に残さねばならない．ショーケースによく見られる事であるが，冷風の噴出し口に温度計をセットするのは冷風の温度からショーケース内全体の温度を管理しているのであろうが，品温を直接見られるような状態にすることが必要である．なぜなら，ショーケースの隅っこで何らかの原因で昇温があっても上記の状態ではそれを検知することは難しいであろう．

また，発泡スチロールの箱に氷蔵された魚体は，特に頭や尾が空気中に飛び出していることのないように氷で十分に覆う必要がある．ぶっかき氷よりもシャーベット状の氷の方がはるかに有効であることは明らかである．水氷に沈めた魚体の場合も，氷が桶の上部に浮いているような状態では，沈んでいる魚のところの温度はかなり高くなっている．浮いている氷を見て十分と思ったら間違いで，できればシャーベット状水氷の中に魚が埋没しているような状態でなければならない．この場合も頭や尾が空気中に飛び出していてはならないことは当然である．

最近の魚市場のセリ現場ではマグロをすのこの上に並べたり，シートを敷いてその上に並べている．どこを歩いてきたかわからない長靴からの汚染を防ぐ意味でも非常に好ましい事である．ただし，先にも述べたような科学的根拠に基づき，すのこやシートは十分洗浄する必要がある．

③ 危害発生時の対処法

危害発生の監視には監視項目に管理限界を設ける必要がある．たとえば，先の例で，加熱温度は熱分解を起こす温度以下に設定されなければならないので，熱分解を起こす温度以上に温度を上げてはならない．熱分解物の計測が可能であれば，これが検出されないような温度管理が必要である．

そこで，管理限界値以上になってしまった場合の対処法を決めておかねばならない．そして，もし，管理限界を逸脱した場合，原因究明，当該製品の排除，修正措置等の記録・保管・報告を迅速に行う必要がある．

2000年6月に起きた某乳業会社の食中毒事故は，停電という予想外の事故が発生し，牛乳は3時間もの間放置されたが，その後日常的業務として再開された．この間に黄色ブドウ球菌の増殖を招き大きな事故へ発展した．このような事故を想定した対処法を確立しておくべきであったと思われる．

④ 記録に残す

HACCPの概要・適用にかかわるすべての手段・記録を文章化する．製品の安全性，加工条件，保存・流通条件，管理限界値からの逸脱に関する記録，HACCP方式の修正記録等を記載する．

ところで，2005年12月アメリカ産牛肉の輸入が再開された矢先，2006年1月にまたまた骨の混入が発見され，政府が現地視察までしたにもかかわらず原因究明には至らなかったことは記憶に新しい事であろう．

どこで飼育された牛で，どこの工場で解体され，だれが，いつ異物混入を検査したのか，等々が記録に残されているはずであるから，記録簿の提示がなぜなされなかったのか疑問に残るところである．HACCP先進国のアメリカでしかりである．はたして食の安全は守られるのかおやである．

先のHACCP認定工場からの某乳業会社による食中毒事故（2000.6）はなぜ大きな事故に発展してしまったのであろうか．

 イ．科学的根拠に基づいた週一回のバルブ洗浄が行われなかった（科学的
  根拠に基づいた作業の欠落）．
 ロ．HACCP認定工場に認定を受けていない貯蔵タンクを直結した（不
  正）．
 ハ．HACCP認定工場だから菌の侵入する余地がない．菌が浸入したとし
  ても加熱するから大丈夫（予想される危害に対する判断のあまさ）．
 ニ．予想外であった停電に対する対処法の欠落を考えると，会社全体が安
  全に対する共通の認識・責任を持っていなかった事が考えられる．

さらに，本事故は，『科学的に実証された根拠に基づいた作業内容はこれ

を尊重・遵守しなければ食の安全を守ることはできない』ことを明らかにした．某乳業会社の事故を対岸の火事とせず，会社一丸となって科学的根拠を尊重する姿勢を育むことが大事である．

　東京都は2003年，工場や飲食店，ホテル，給食施設などの衛生管理の方法を認証する独自の制度『自主管理認定制度』を立ち上げたが，食の安全への高まりをふまえて2010年対象業種を食品製造や飲食業に係わる全業種に拡大した．主な認定基準を表Ⅳ-1に示す．（2010.6.1，日経）

表Ⅳ-1　衛生管理に関する主な認定基準

作業台，包丁，まな板，布巾，機械類の洗浄，消毒は1日1回以上
冷蔵庫，冷凍庫の温度確認を含む保守点検は1日1回以上
食肉，生食用魚介類は10℃以下，冷凍食品は−15℃以下で保存
食品，器具，容器の取り扱いは床面から60cm以上の場所で
従業員への衛生教育は週1回以上

6. 微生物対策

　一方，消費者側からの微生物汚染対策，対応はどうあるべきであろうか．
　わが国の食中毒原因菌の80％はサルモネラ，腸炎ビブリオ，カンピロバクター，病原性大腸菌であることは前述したが，いずれもその増殖温度は高く（表Ⅱ-1），まずは低温（10℃以下）に保存することが肝要である．食中毒予防の3原則は清潔，迅速，温度管理である．食中毒を未然に防ぐために代表的な菌の特徴を以下に示す．

(1) ボツリヌス菌

　本菌は強力な毒素を菌体外に産生する．毒素は熱に弱く，80℃×15分の加熱で破壊される．土の付いた野菜（特にジャガイモ）はよく洗浄する．魚介類は腸を傷つけないように切り離す．食品は3℃以下に保存する．
　pH4.6以下にして毒素の産生を抑える．120℃×4分で死滅する．食前に80℃×3分，100℃×3分加熱で毒素を破壊する．

(2) 病原性大腸菌O157

　O157はウシ，ヒツジ，ブタなどの家畜や人の腸管内に存在する．家畜解体時には腸管を傷つけないようにする．井戸水，ポテトサラダ，ウシの生レバー，カイワレダイコン，メロン等が原因食品．低温，酸性（pH3.5以下）には強く，冷凍中でも食品中に生残している．消毒剤処理で容易に死滅する．

(3) カンピロバクター

　本菌はブタ，ニワトリ，イヌ，ネコ，鳥類の腸内に常在する．これらの糞から食品や飲み水が汚染される．乾燥，加熱には弱いが低温には強く，-20℃の凍結でも1ヶ月以上生残する．加熱不十分の食肉（特に鶏肉），飲料水，生野菜，牛乳等が原因食品．鶏肉はよく加熱する．手をよく石鹸で洗う．生肉を扱った後はまな板，包丁を良く洗う．生水，生乳は飲まない．

(4) 腸炎ビブリオ

　魚介類に常在する海洋細菌で塩濃度3％を要求する．7～8月に本菌を原因菌とした食中毒が集中的に発生する．60℃×10分加熱で死滅する．熱湯消毒は有効である．魚介類は低温管理し，水でよく洗浄し，加熱調理すること．

(5) ブドウ球菌（毒素型）

　人の咽頭，鼻腔に存在する．塩分濃度7.5％を要求する．毒素は120℃×20分，100℃×30分の加熱では完全に分解しない．クシャミ，手指を介して汚染される．おにぎり，弁当，サンドイッチ，ケーキに注意を要する．残った調理済み食品の再加熱利用を避ける．手荒れや傷のある手での調理は避ける．10℃以下に保存する．

　ところで，食品危害は自らの努力によって軽減できることを理解すべきであろう．

　すなわち，

① 生肉，生魚を袋から出す時は垂れたドリップ液や魚に触った手指の洗浄を入念にすること．なぜなら，肉，魚に付着している食中毒菌が手指を介して器具類を汚染するという二次汚染につながるからである．
② 冷凍食品の解凍は短時間の解凍を行うべきで，前日からの室温解凍は細菌の増殖を招く恐れがある．
③ 野菜の細切時は手指の洗浄と器具への汚染を招くので，調理前に野菜を十分によく洗浄すること．
④ いためる，揚げる，煮る，ゆでる，蒸す時は加熱不足による細菌の生き残りが考えられるので，決められた加熱時間を守ること．
⑤ 鍋に入ったまま長いこと放冷すると芽胞細菌が増殖する恐れがあるので，長時間の室温放冷は非常に危険である．
⑥ 和える，混ぜる時は手指からの細菌汚染が考えられるので手袋を使用する．
⑦ 調理器具，食器の洗浄時には十分な洗浄はもちろんのこと，乾燥を十分に行い，むき出し保管はしない．
⑧ 食品くずや濡れた場所での菌の増殖，ゴキブリなどの繁殖が考えられるので隅々までの清掃と乾燥を保つこと．
⑨ 食材は先入れ先出し，使用期限を確認すること．また，手指からの菌の汚染を防ぐため，保存食は小分けしておくか，ビニール袋を裏返して間接的に採取すること．

さらに，消費者側に立てば，加工食品に示された表示はいわば企業側からの情報開示であって上手に読み解くことが必要である．特に消費，賞味期限は食品衛生法で下記のように定められている．

消費期限：定められた方法により保存した場合において，腐敗，変敗その他の品質の劣化に伴い安全性を欠くこととなる恐れがないと認められる期間を示す年月日をいう．生鮮食品や弁当など傷みやすい食品が対象．

賞味期限：定められた方法により保存した場合において，期待されるすべて

の品質の保持が十分に可能であると認められる期間を示す年月日を言う．ただし当該期限を越えた場合であっても，これらの品質が保持されていることがあるものとする．スナック菓子や即席めんなど製造からおよそ5日間以上保存できる加工食品が対象．

なお，上記に示したような食品衛生法，JAS法，健康増進法でそれぞれ行っていた食品表示（原材料，添加物，栄養成分など）を統一する食品表示法が成立（2013.6.21）したので今後，消費期限・賞味期限は消費期限（製造年月日を記載）に統一される．

7. 自由経済社会と倫理

人口は2050年には100億人に達するといわれている．予測される食料不足からバイオ技術（遺伝子組み換え作物）が優先されるが，その旨を表示したからといって安全性が担保されたわけではなく，消費者の責任に転嫁されただけである．むしろ食べ残しを極力抑える，再利用を考える，ゴミを出さない等に徹すれば地球上に食料は十分あるとする考え方も出来る．

農林水産省の推計では国内の農水産物供給量は約9,000万t/年であるが，そのうち約1,900万tは捨てられている．またさらに，この内の500万〜900万tは食べられる食料である．これを減らすには消費者の工夫と企業の改善策が期待される．例えば，食品の製造過程などからでる廃棄物も飼料や肥料としての利用は可能であろう．

欲を煽るばかりの情報化社会とか行過ぎた工業化社会といわれる飽食時代の消費スタイルは供給過剰であり，高級化，多様化し，さらにそれらが居ながらにして食することが出来ることであろう．冷凍技術の進歩はクール宅急便からインターネットショッピングまで可能にした．

個人の自由が最も尊重される市場経済社会において，大量生産，大量消費，大量廃棄は様々なリスクをもたらし，安全面を無視した道徳なき価格競争が続いているといったら過言であろうか．消費者のライフスタイルがこれをまた後押ししたことも事実であろう．

一方，専門家が専門として知りえた情報を悪用する，例えば牛乳中のタン

パク質量が多量に含まれているように見せかけるためにメラミンを添加するとかは人間の尊厳をふみにじり，社会秩序を根底から覆すものである．他者の人間性を尊重することが必要なのであって，そのためには技術者倫理教育の充実が不可欠である．

8. 遺伝子組み換え作物の安全性[2]

　食品に含まれる有害物質の安全性は動物実験の結果に基づいて定められた一日摂取許容量で判断されるが，遺伝子組み換え作物の場合は動物実験が難しく（毎日大量に食べさせなければならない），「実質的同等性」の考え方が生まれた．実質的同等性とは一言で言えば既存の食品を比較の基準として使用できるということである．この背景には，OECD専門家会合の報告書からも分かるように「歴史的にみて，伝統的な方法で作られ，調理され，加工されて食されてきた食品は，たとえそれらが天然毒素（ジャガイモの芽に含まれるソラニン，ふぐ毒など）や栄養阻害物質（ダイズに含まれるトリプシンインヒビターなど）を含んでいるにせよ，長い経験を基に安全であると考えられてきた．原則として，食品は有意な有害性が確認されない限り安全であるとみなされてきた」との考えがある．

　実質的同等性の考え方に基づき，遺伝子組み換え作物の安全性は次のように評価される．先に述べたスターリンクの場合，まずこのトウモロコシがA. 既存のトウモロコシと同等である．B. 既存のトウモロコシと明らかな差異以外同等である．C. 既存のトウモロコシと実質的に同等でない．のいずれかに分類される．Aの場合，栄養素等の成分組成に変化がなく，新たなタンパク質の生成もないので毒性試験は不要．Bの場合，スターリンクのように導入された遺伝子に基づいて生成されたCry9cというタンパク質が新たに含まれる以外は成分組成等に変化がないので，明らかな差異，すなわちCry9cの構造，機能，毒性，アレルギー性の面から評価される．Cの場合，該当するものが出てきたら検討するとしており，対応法は国際的にもいまだ決まっていない．

　これまでは除草剤耐性，害虫抵抗性といった形質を遺伝子組み換えによっ

て耐性・抵抗性のある植物に作り変えたものがほとんどであったため，付与された遺伝子由来のタンパク質が人の健康に悪影響を及ぼさないか，食品として人の健康を損なうような変化を起こしていないか，などから安全性評価がなされた．近年では，たとえばEPAやDHAなどの有効成分を付加したり機能性を付加することを目的とした遺伝子組み換え作物の開発が活発なりつつある．代謝改変を目的とした遺伝子組み換え作物は当該代謝系のみならず代謝系が大きく変動している可能性があり，このようなことから「実質的同等性」の考え方は安全性評価の第一段階であり，代謝改変に基づく形質変化の安全性を審査することが重要であるとしている．

遺伝子組み換え作物の表示義務：消費者に商品を選択する時の情報を提供する観点から，厚生労働省において安全性が確認された遺伝子組み換え作物について表示を義務づける（JAS法，食衛法）もので，概略を以下に示す．

　表示義務対象物—ダイズ，トウモロコシ，ジャガイモ，なたね，綿実およびこれらの農産物を原料とし，加工後も組み換えられたDNAまたはこれによって生じたタンパク質が検出できる加工食品，高オレイン酸ダイズおよびこれを原材料として使用した加工食品，さらには2011年12月1日付で輸入が解禁になったパパイア．

　表示義務—既存のものと組成，栄養価等が同等である遺伝子組み換え農産物およびこれを原材料とする加工食品で，加工後も組み換えられたDNAまたはこれに基づいて生じたタンパク質が検出可能であるものは「遺伝子組み換え」または「遺伝子組み換え不分別」の表示が必要．ただし，ダイズ，トウモロコシについては分別生産流通が適切におこなわれていれば，5％以内（EUでは1％）の意図せざる混入があっても「遺伝子組み換えでない」旨の表示が認められている．また，高オレイン酸ダイズについてはJAS法で「高オレイン酸遺伝子組み換え」である旨の表示が義務付けられている．

　最後に，遺伝子組み換え作物（食品）の安全性を浸透させるためには正しい科学の知識と専門家による平易な解説，正確な情報が何より必要である．課題も出てきた組み換え大豆の場合，除草剤を播けば大豆は育ち，雑草だけ

が枯れるはずだったのが，除草剤を播いても枯れない雑草が生まれてしまった．表示すれば済む問題ではなかろう．

いつでもどこでも食べられる食のシステムは食の季節感をなくし，食品添加物，特に，防腐剤の使用が当たり前となった．食生活の改善が急務であり，三度三度の正しい食事が食の安全を守る最も簡単な方法の一つである．

一方で，医薬品，サプリメントの多用，アレルギー物質の誤食などの事故が多発している．消費者がこれらの安全性などについての基礎知識を持つことも必要である（学べるチャンスも設けるべきであろう）．

IV-2. 環境汚染

いわゆる環境問題は直接的現象として①生物種の減少，②資源の枯渇，③環境汚染，④廃棄物の累積などに分類できるが，これらの問題解決には原因となる行為がおこなわれないようにすることが重要である．

地球上に生息する生物は3,000万種以上に及ぶといわれている．その多様な生物の営みが大気・森林・水圏のバランスを保ちながら私たちに「食料」を供給してくれる．

生物種の減少の原因は人口の増加，それに伴う資源の減少，環境破壊にあるといわれている．今の傾向が続けば2050年までに残された草地や森林の20％が破壊され，人間の生活が立ち行かなくなると予測されている（国連生体評価報告書案）．また，地球温暖化がこの傾向をさらに悪化させるとしている．ハワイ島の観測所で炭酸ガスの平均濃度が1958年の測定開始以来はじめて400ppmを超えた（2013.5.21，日経）．これは19世紀の産業革命以前のそれ（280ppm）の1.4倍に相当する．国連の世界気象機関（NMO）はCO_2などの温暖化ガスの世界平均濃度が2015年に過去最高を示し，上昇幅は過去10年の平均を上回ったと発表した．国連専門機関（ICAO）によると，世界のCO_2排出量に国際線の航空機が占める割合は1.3％程度だが，今後急速に増加することが予想されるとして，CO_2排出量を2020年以降に増加させないことが2016年の総会で合意された．これにより，20〜35年にかけて33億tのCO_2が削減出来ると予想された．

また，国連国際防災戦略（UNISDR）は2015年1年間に世界で大規模な干ばつが32件発生し，これは過去10年間平均である15件の2倍以上に上ったと発表した．また，世界の平均気温が史上最も高かったとも報告している．生物多様性と気候変動の問題は切り離しては考えられない．地球温暖化は，石油・石炭を大量に使用した結果，炭酸ガスやメタンが大量に大気中に放出され，地表面で反射された赤外線放射熱がこれらガスに吸収され，地表面と大気の下層部分が暖められることによって発生する．したがって，炭酸ガスの排出量を自然に吸収される量と同水準まで減らす必要があり，具体的には一年間に排出される温暖化ガス（炭酸ガス換算で230億t）を海洋や森林が吸収する自然吸収量（同110億トン）を下回る水準に抑えなくてはならない．2050年までには地球温暖化は平均気温を0.6℃押し上げ，巨大台風，洪水，干ばつなどが増加．その被害額は1兆ドルを超えると予測されている（国連環境計画推計）．

　世界のエネルギーの80％は石油・石炭に頼っているといわれているがCO_2の問題がある．再生可能エネルギー（太陽光，風力）は天候に左右されるなど供給に不安定な部分がある．それを補うものが必要で，それが原子力発電だといわれているが，安全性が第一優先での開発が望まれる．

　フロン（CF_2Cl_2）もCO_2と同様強い温室効果ガスであり，身近には冷蔵庫の冷媒などに使われていた．ところで，成層圏は太陽からの強烈な紫外線を遮る働きをしているが，1960年代には飛行機が成層圏（いわゆるオゾン層）を飛ぶようになり，排ガスである窒素酸化物，水素酸化物を撒き散らすようになった．成層圏は人間にとって安全なのかという視点から調べが進む中，オゾン層破壊が明らかにされた．太陽から発せられた紫外線は成層圏で吸収され，残りの一部が地球に届くが，一方，地球から放出されたフロンガスは成層圏を突き抜けると強烈な紫外線を浴び塩素原子を放出する．塩素原子はオゾンと化学反応を起こし，結果としてそこの部分のオゾン濃度が減少する．つまりオゾン層に穴が開き太陽からの強烈な紫外線は直接地球に届くことになりこれによる皮膚がんの発症などが明らかにされている．オゾンホールは日本人，イギリス人チームによって発見されたのが1984年，わずか5

年後，1989年フロンの使用規制が発効（モントリオール議定書）された．すべての人類に影響が及ぶということで対応が早かったものと思われる．これにより，規制対象であるフロンクロロフルオロカーボン（CFC）が2009年までに全廃された．また，CFCより影響の少ないハイドロクロロフルオロカーボン（HCFC）も先進国で20年，途上国では30年に全廃するとしているが，2016年の締約国会議では日本，米国，欧州連合などは36年に85％を削減する．中国，ブラジルなどは45年に85％削減，インド，イラク，パキスタンなどの途上国は47年に85％削減を目指す．

議定書改定を受け日本は2017年以降フロン輩出抑制法やオゾン層保護法など関連法の改正や新たな法整備を行う．

1. 京都議定書，COP3

京都議定書（1997年，京都）では先進国・地域が排出する炭酸ガスなど6種類の温暖化ガスを08～12年の5年間の平均で90年度比5％削減を目指すことを決定したが，温暖化対策は経済活動に負荷をかけるだけに利害が対立し一致点を見出せないまま15年が経過した．世界の炭酸ガス排出量の中で京都議定書の削減義務国の占める割合は27％に過ぎない．一方，不参加の米国，中国両国での排出量は合計で41％にも昇る．さらに，2013年以降では日本，カナダ，ロシアが参加を見送るため，削減義務を負う国・地域の割合は世界全体の約15％に下がる．京都議定書の第2約束期間に参加しない日本は自主目標による排出削減期間に入る．その一環として振興・途上国へ環境技術を提供する見返りに温暖化ガスの排出枠を得る2国間クレジット制度を実施する（2013）が，いずれにしろ温暖化ガス削減の目標を定め，必要な対策を講じられる国内体制を早急に築く必要があろう．

2010年，メキシコのカンクンにおける気候変動枠組み条約16回締約国会議（COP16）において先進国・途上国（194か国）両方の削減目標・行動が同じCOP決定の中に位置づけられた．温暖化が関係すると見られる異常気象が多発する中で対策の停滞は許されないが，環境や地球に対する見方がかわらなければなにも変わらない．

2016年，パリで開かれたCOP21で採択されたパリ協定では，産業革命前からの気温上昇を2℃未満にし，1.5℃以内に向けて努力する．今世紀後半には温暖化ガスの排出量と吸収量の均衡を目指す．新枠組みは日米などの先進国や中国などの途上国を含む196ケ国・地域が参加する．先進国のみに温暖化ガスの削減目標を割り当てた京都議定書体制から大きく前進した（2016.11.4）．ちなみに日本政府は2030年までに2013年に比べて温暖化ガスを26％減らすことを世界に公約した．

　中央環境審議会は生物多様性を保全するための新たな国家戦略（案）を立て，長期目標として『自然との共生社会』の実現，短期目標として「生物多様性を社会に浸透させる」，「森・川・海のつながりを保つ」，「科学的基盤の強化」などを提案している．

　また，世界自然憲章（1982年国連総会で決定）によれば「すべての生命形態は固有のものであり，人間にとって価値があるか否かに係わらず尊重されるべきものであること，およびそのことをそれらの生物に当てはめるために人間は行動を自己規制しなければならない」．

2. 自然との共生社会

　ところで，自動車の排ガスによる大気汚染のように不正とみなされない行為の累積によって引き起こされた場合これを公害というが，特定の人々の行為によって環境が汚染されこれによって特定の人々に危害が生じた場合はこれを公害とは呼ばない[3]．

　水俣病は，当初，窒素工場周辺の人々は工場排水を汚染水と呼んで窒素工場に抗議してきたが，原因物質が明らかでないとして1956～1968年の間汚染水を流し続けた結果として発生した．なぜ，被害者側が原因物質まで特定しなければならなかったか．なぜ，企業は被害者側が原因物質を特定するまで排水を流し続けることがゆるされたのだろうか．窒素工場の環境倫理欠如が被害を拡大したと言わざるを得ない．

　環境省は2008年から東京湾，瀬戸内海，大阪湾，伊勢湾などの閉鎖性海域で①海域ごとに水質悪化の仕組みを明らかにし，②生態系を維持できる許容

量（水中の窒素，リン，COD など）を数十年先まで見据えて設定し，これを達成できるように工場排水規制を行っている．

水質の環境基準には生活環境保全を目的とした有機汚濁指標である COD（化学的酸素要求量）や BOD（生物化学的酸素要求量）などがあり，水域ごとに目標値を定めているがこれら基準を達成していても，濁りで海底に届く光の量が少なく水草が育っていないケースがあるなど，これまでの指標では水環境の実態を表していないとの批判が強かった．そこで，水草や藻類の生育のしやすさの指標として透明度を導入する．一方，人の健康の保護を目的とした指標として，カドミウムや PCB など重金属や化学物質が定められている．

3. ポジティブリスト制

残留農薬に関しては，超えてはならない農薬の残留値を設定し（ネガティブリスト制），残留基準値を超えて農薬等が残留する食品の流通を禁止．基準値が定められていないものは，たとえ農薬等が残留していても流通の規制はないとされていた．しかし 2006 年 5 月 29 日以降，農薬の残留しても良い基準値を設定し（ポジティブリスト制）[4]，残留基準値を超えて農薬等が残留する食品の流通を禁止．基準値が定められていないものは，人の健康を損なう恐れのない量として厚生労働大臣が一定量（0.01ppm）を告示，この量を超えて農薬等が残留する食品はすべて流通を禁止するとした．

今，仮に A 農薬の残留基準値を 0.2ppm とした時，10% りんご果汁から A 農薬が 0.05ppm 検出された．商品として適切か否か．果汁は 10% に薄められているので，当該果汁の残留基準値は 0.2ppm×10% ＝ 0.02ppm となり，検出量はこれを超えているので当該果汁は廃棄しなければならない．（逆に言えば 0.05/10% ＝ 0.5ppm となり原料リンゴの残留量が基準値以上にあるわけで，この時点で原料リンゴを基準値以下になるように洗浄しなければならない．）

一方，今や，食糧は世界中を行き来し，居ながらにして諸外国の食品を食べられるようになった．それに伴って特に野菜や果物は長距離輸送中に腐っ

たり虫がつかないように農薬がかけられる．これをポストハーベスト農薬といい，これらもまた残留量が基準値を超えないような処理が必要である．また，食品添加物としての表示も必要になる．レモンやバナナのように表面の洗浄が可能であれば食する前に洗浄することはリスク回避の点から有効であろう．

ダイオキシン類は肝臓障害，神経症，生殖毒性，発がん性，環境ホルモン作用等を引き起こすといわれている．

ダイオキシン類は代謝され難く，人に TCDD を経口投与した場合の半減期は5.8年とも，9.7年とも言われている．したがって，人の健康に及ぼす影響は一日当りの暴露量よりも血中濃度や体内に存在する量（体内負荷量）に依存する．

4. ダイオキシンの毒性評価

毒性評価は同族体それぞれの毒性強度を，最も毒性の強い TCDD の毒性を1とした時に対応する値，毒性等価係数（TEF, Toxic Equivalency Factor）で表し，環境中には混合物として存在するので，同族体のそれぞれの量にそれぞれの TEF を乗じた値を総和した量，すなわち毒性等量（TEQ, Toxic Equivalent）として表す．

それでは，耐容一日摂取量はいかにして導かれるかを考えてみよう（参考3）．

耐容一日摂取量は人が一生涯にわたり摂取しても健康に悪影響を及ぼさないとされる一日当たりの摂取量である．WHO の専門家会合が採用した方針に従えば，

① 遺伝子傷害を起こさない物質（遺伝子傷害を起こす場合は健康に悪影響を及ぼさないという閾値が存在しないとする考えに基づいている）
② 体内負荷量
③ 最低レベルの体内負荷量で毒性反応が認められた試験結果
④ 安全率を考慮してダイオキシン類の耐容一日摂取量は 4 pg/kg と定められた．

参考3：ダイオキシン

ダイオキシン耐容一日摂取量，4 pg/kg/日の求め方．

ダイオキシンの場合，ネズミの例から換算して86ng/kgで精巣精子数の減少が認められ，これをもって毒性反応を起こす最小投与量が体内負荷量とされた．これは人間でもほぼ等しい．今，崩壊速度を $dN/dt = -\lambda N$ と表すと，初期ダイオキシン量を N_0，ダイオキシンの半減期を T として，

$$\int_{N_0}^{\frac{1}{2}N_0} \frac{1}{N} dN = -\lambda \int_0^T dt$$

$[\ln N_0 - \ln 1/2 N_0] = -\lambda [0 - T]$

$\ln N_0 / 1/2 N_0 = \lambda T,\ \ln 2 = \lambda T,\ \lambda = \ln 2 / T$

半減期 $T = 7.5$年×365日，体内負荷量 = 86000pg/kg，吸収率：0.5 とすると，

$$\lambda = \frac{0.693}{7.5 \times 365},\ N_0 = \frac{86000}{0.5}$$

一日の崩壊速度 $= \lambda \times N_0$

$$= \frac{0.693}{7.5 \times 365} \times \frac{86000 \left(\frac{pg}{kg}\right)}{0.5}$$

$= 43.5$ pg/kg/日

$= 4$ pg/kg/日（不確実係数10）

参考資料：厚生労働省・環境省「ダイオキシンの耐容一日摂取量（TDI）について」

表Ⅱ-12から類推するに，都市ごみ，有害廃棄物，産業廃棄物等の焼却により発生したダイオキシンは雨水によって海に運ばれ魚介類に蓄積される．したがって，日本人はダイオキシンのほとんどを食事，特に魚介類を介して摂取していると思われる（表Ⅳ-2）．

表Ⅳ-3に魚介類のダイオキシン類含量を示した．魚介類の種類や生息環境などにより蓄積程度に違いが見られるが，偏った食べ方を避ければ耐容一日摂取量を十分下回ると考えられる．（水産振興，426号（2003））

表Ⅳ-2 日本人のダイオキシン類摂取量(平均値)とその内訳(pg/kg(%))

食品	2.41(92.7)
魚介類	1.51(57.9)
肉・卵	0.42(16.0)
乳・乳製品	0.19(7.2)
有色野菜	0.10(3.8)
穀類	0.08(3.1)
嗜好品	0.03(1.0)
野菜	0.03(1.0)
米	0.02(0.09)
大気	0.17(6.5)
土壌	0.0024-0.021(0.8)
合計	2.6(100)

専門家合同会議報告書から(日本経済新聞)

表Ⅳ-3 魚介類のダイオキシン類含量[5]

魚種名	pgTEQ/g	魚種名	pgTEQ/g
アナゴ	1.415-2.638	ブリ	2.668-3.566
ウナギ*	0.333-0.493	ホッケ	0.261-4.612
カジキ	1.166-5.484	マアジ	0.679-1.308
カツオ	0.276-0.323	マイワシ	0.322-0.768
カマス	0.578-1.705	煮干し	2.702
カレイ	0.111-0.209	マダラ	0.027-0.079
キス	0.245-0.804	マグロ	0.013-1.498
キンメダイ	1.222-1.831	スケトウダラ	0.029-0.377
スズキ	7.192-7.310	タチウオ	0.801
ヒラメ	0.187-0.202	タチウオ*	0.076
サケ	0.034-0.067	ホタテ	0.015-0.112
塩サケ	0.051-0.392	カキ	0.080-0.614
サケ*	0.092-0.453	アサリ	0.001-0.244
塩サケ*	0.463	シジミ	0.256-0.888
サバ	1.635-2.517	カニ	0.469-3.471
塩サバ	1.426-2.697		
塩サバ*	0.453-0.469		

＊は輸入物
出典:飯田隆雄,「ダイオキシンの汚染実態把握および摂取低減化に関する研究 (2) ダイオキシン類の個別食品の汚染実態調査」(2003)

一方，カーテン，テレビ，パソコン等を燃えにくくするための化学物質，ポリ臭素化ジフェニルエーテル（PBDE）による環境汚染が世界各地で問題になっている．PBDE は PCB に似た分子構造を持っており臭化ダイオキシンの発生源になることも指摘されている．

PBDE は生体内に取り込まれた場合は，ほとんど脂肪に溶け込んだ状態で存在し，血液中の甲状腺ホルモン濃度を低下させるなどの毒性を示すことが知られている．食物連鎖で濃縮されることも明らかにされた．さらには，印刷インキの洗浄剤であるジクロロプロパンによる胆管ガンの発症（2011年）や大気汚染による酸性雨，中国で問題となっている PM2.5，工場排水に含まれていた水銀を魚を介して人間が食べて発症したいわゆる水俣病など，環境の汚染は深刻な問題をつぎつぎと発生させている．引き続き厳しく監視していく必要があろう．

5. 人間の健康におよぼす放射線の影響

それでは，放射線が人間の健康に及ぼす影響はどのように考えたらよいのだろうか．

一度に高い放射線を浴びた場合（その地域にいる人には避難が指示される．50ミリシーベルト/年以上）と比較的少ない線量の放射線を浴びた場合（例えば，事故原発から100km 以上離れた場所．1ミリシーベルト/年付近）とに分けて考える必要があろう．前者は国家レベルの問題であって，まず退避することが最優先されねばならない．しかし，多くの一般人は後者のような環境汚染の中に日常生活をゆだねなければならないであろう．ここでは後者について考えてみたい．

東日本大震災の原発事故で周辺の大気，土壌から高濃度の放射線を浴びることになったがこれを外部被曝という．外部被曝は原発事故から発生した放射線ばかりでなく，X線による胸部レントゲン検査時や宇宙，大地からの放射線を日常的に浴びている（例えば宇宙から0.3，大地から0.4，ラドンの吸収0.4ミリシーベルト/年など）．これらの状況からさらに安全性を考慮し，年間1ミリシーベルト（自然放射線量を除く）を一般人の被曝限度と定めて

いる．

　国際放射線防護委員会（ICRP）は一般人の年間被曝線量について原発事故直後の緊急時には20〜100ミリシーベルト，復旧期は1〜20ミリシーベルトの出来るだけ低い値を目指すよう勧告している．政府の放射線審議会は1ミリシーベルト/年を長期的な目標と位置付け，1〜20シーベルト/年の間に中間目標を定めるのが除染計画策定や地域の経済活動などの観点から現実的としている（2011.10.6，日本経済新聞）．

　一方，放射性物質に汚染された水や野菜を摂取することによって放射性物質が体内に取り込まれ，その放射線を浴びることを体内被曝（内部被曝）という．体内には7,000ベクレル程度の放射性物質が日常的に存在し（例えばカリウムなど），約0.3ミリシーベルト/年被曝している．放射能で汚染された食物の放射能の強さは暫定的に野菜や魚で500ベクレル/kg以下，牛乳で200ベクレル/kg以下と定めている．ちなみに汚染されていないこれら食物に含まれる^{40}K（カリウム）の放射能の強さは魚40〜190，ホウレンソウ70〜370，海藻40〜370，牛乳40〜70ベクレル/kgであることが明らかにされている（原子放射線の影響に関する国連科学委員会報告，1982）．

　放射線の作用の大きさと線量との関係を考えたとき，もし一定の線量A以下では何の作用もないものであれば，この線量A以下ならば安全であるということが出来る．またDNAに異常が起これば直ちに修復されることが確認されており，また修復不能な損傷を受けるとその細胞を体から排出させる（アポトーシス）ことも明らかにされた．したがってこれらの処理能力を超えた場合にガンが発症すると考えれば上記したA値（閾値）は存在すると考えられる．これに反して，例えば放射線によるDNA損傷は線量に比例すると考えると，閾値はなく放射線を浴びれば浴びただけの蓄積によって，やがてガンが発症するという考え方である．上記ICRPは「リスクを過小評価せずに予防できる」として閾値はないとする考えの基準値を設定している．

　一方，放射線を健康に影響が出るとされる100ミリシーベルト/年[*2]程度浴びた場合でも，そのリスクは肥満，運動不足，塩分取り過ぎなどから起こ

るリスクより低いという調査結果も得られている（国立がん研究センター）．放射線リスクだけを過剰に意識し過ぎないように心がけたい．子供や胎児の感受性は成人のそれよりはるかに高いことは明らかであるが，単純に体重当たりの被曝量から考えると子供は大人の5倍被曝していることになる．詳細なデータがなく，専門家の指導を仰ぎたい．

* 2　2011.10.27内閣府，食品安全委員会は内部被曝限度を「生涯100ミリシーベルト」と厚生労働省に答申した．

ちなみに^{235}Unのα崩壊によって生じた^{137}Cs，^{131}I，^{90}Sr，^{239}Puの体内における挙動は以下のようであるが[6,7]，これら核種は一部γ線放射を伴ってβ崩壊をする．

　α，β線は透過力は弱く，上記レベルの放射線汚染環境からは体内に到達することはほとんどないと考えられる．γ線は透過力が大きく，鉛10cm厚位でないと遮蔽出来ない．しかしγ線は距離の二乗に反比例して減衰するので，距離をおけばより安全である．

① ^{137}Cs：揮発性で大気中に分散するので遠くまで運ばれる．土に強く吸着するので粉塵を吸い込むことによって体内に取り込む恐れがあり，特に汚染除去の折にはマスクをすることなどの注意が必要である．体内では細胞質によく摂取されるが摂取率は1％以下で，特定臓器に集まることなく体内に分散し，排出される．表2-1からも分かるように，体外に排出されるので残留量も少なくなり半減期も100日位に短くなると考えられる．

② ^{131}I：ヨウ素も揮発性が高いので呼吸から体内に入ることに注意すべきである．血液中に入って全身を巡るが，甲状腺に非常によく摂取される．チェルノブイリ原発事故の追跡調査などで乳幼児の甲状腺に溜りやすいことが明らかにされている．さらに外部環境では8日で半減するのに対して体内に取り込まれると140日でようやく半減する（表2-1）ので体内取り込みに注意が必要であろう．最終的には腎臓を通って尿中に排泄される．

③ ^{90}Sr：カルシウム代謝と非常によく似ている．骨に均等に分布する．

④ ^{239}Pu：酸化物として消化器，気道から組織内に取り込まれる．傷口か

ら3％近く吸収される．骨（66％），肝臓（23％）に入り，その他への摂取は非常に少ない．

最後に，放射能汚染の収束は，まず第一に汚染物を除去，隔離し[*3]，これ以上に放射性物質を飛散させないことである．その上で農産物や水産物に濃縮された放射性物質を監視[*4]，逐一国民にその情報を公開（商品に情報を添付する等[*5]）すべきである．一方で子供たちの遊び場である環境の放射能測定[*6]を常態化し，安全であることを知らせるようなシステムの構築が必要であろう．

*3　放射性物質汚染対策特別措置法に基づく基本方針を検討中
*4　厚生労働省は「放射性物質を含む食品の人の体に与える影響」の調査を決定．その内容は1：地域・年齢別に食事量と放射性物質の蓄積量を計測する調査，2：野菜や肉・魚など食品分類別の汚染度合い調査である．
*5　これまで不検出をNDと表示したが○○ベクレル未満と表記することが義務付けられた．
*6　文部科学省，厚生労働省は「屋外での放射線量の計測値が3.8マイクロシーベルト/時以上になった場合校庭，園庭の使用や屋外での活動を制限する」とした．

また，年間被曝量を暫定的に5ミリシーベルトを超えないように設定しているが，厚生省は2011年10月1ミリシーベルト/年に引き下げた．

これを基に厚生労働省は新たに食品に含まれる放射性セシウムの規制値を以下のように策定し，薬事・食品衛生審議会の放射性物質対策部会に提案，承認されたので，今後文部科学省の放射線審議会に諮問し，2012年4月に新たな規制値として施行する．

表IV-4　食品に含まれる放射性セシウムの新規制値

一般食品	現在（暫定規制値）	今後（新規制値―案）
野菜類，穀類，肉，卵，魚	500ベクレル/kg	100ベクレル/kg
飲料水	200ベクレル/kg	10ベクレル/kg
牛乳・乳製品	200ベクレル/kg	50ベクレル/kg
乳児用食品（新設）		50ベクレル/kg

引用文献

1) 栗飯原景昭，内山　充：食品の安全性評価，学会出版センター（1987）．
2) 倉沢璋伍：遺伝子組み換え食品の安全性，化学と工業，53，(4)，493-496（2000）．
3) 加藤尚武編：環境と倫理，有斐閣アルマ（2007）．
4) 伊藤誉志男：日本食品化学会第18回食品化学シンポジウム，食品に残留する農薬等に関するポジティブリスト制度の対応について，FFI J., 20-22, (8)（2006）．
5) 飯田隆雄：ダイオキシンの汚染実態把握および摂取低減化に関する研究（2）ダイオキシン類の個別食品の汚染実態調査（2003）．
6) 橋本庸平，杉井通泰，和田悟朗：放射化学及放射線保険学，(株)廣川書店（1965）．
7) 日本原子力研究所・ラジオアイソトープ研修所編，講義テキスト基礎課程（1967）．

参考文献

石倉久之，一瀬典夫：図説基本化学・物理化学編　丸善(株)（1983）．
西川秋佳：食品添加物の安全性と評価，FFI Journal, Vol.212, NO.10, 807-814（2007）．
古谷圭一編訳：環境倫理，価値のはざまの技術者たち，内田老鶴圃（1993）．
松浦寿喜：食品添加物の基本と仕組み，(株)秀和システム（2008）．
今井道夫：生命倫理学入門，産業図書(株)，8（1999）．
加藤尚武：環境と倫理，有斐閣アルマ，194，（2000）．
大橋貴則：担当者が語る水産の動向―平成21年度水産白書に寄せて―，水産振興，510号，(財)東京水産振興会（2010）．
西村雅志：マリン・エコラベル・ジャパン―未来につなげよう，海と魚と魚食文化！―，水産振興，(財)東京水産振興会，23（2008）．

終わりに

　今日の自由経済下，大量生産，大量消費，大量廃棄の流れの中，一方に飢餓で苦しんでいる人々がいて，一方に食べ残しはもったいないからと food bank なる考えも登場した．経済の発展（国が物質的に豊かになる）につれて工場からの排ガス，排水は垂れ流しにされ，大気汚染は温暖化をもたらし，天候不順から津波，台風が発生し，多大な被害をもたらした．一方，農薬や重金属は食物連鎖を通して健康被害をもたらした．

　生活が豊かになり便利性や簡便性が求められ，食品添加物等の大量使用は当たり前，いながらにしてフランス料理や中国料理が食べられることが当たり前になった．

　このように考えると，われわれは自らがリスクを作り出し，そのリスクと共存せざるを得ない状況に陥っていることがわかる．リスクと共存するにはどのような方策があるのか．一人一人が考えねばならない．本書がその一助になれば幸甚です．

索　引

あ　行

アグマチン	15
アクリルアミド	35
アコヤ貝	53
亜硝酸塩	29
アトピー性皮膚炎	61
アフラトキシン	18
アメリカ原子力平和利用会議	46
あらかじめ予測できたリスク	7
アルセノベタイン	31
α 線	57
α 崩壊	57
アレルギー	15
アンチセンス RNA	38
安全性評価	90
安息香酸	29
アンモニア	15
硫黄化合物	48
閾値	7, 100
一日摂取許容量（ADI）	7, 29
遺伝子組み換え作物	8, 71, 89, 90
遺伝子組み換え不分別	90
遺伝子損傷	43
EPA	14, 90
イレッサ	64
ウイルス性食中毒	12
栄養機能食品	60
栄養阻害物質	89
栄養補助食品（サプリメント）	61
エコナ	28
エステル	28

ATP	4
HACCP	7, 81, 82, 84
FAO（国連食糧農業機構）	27
FAO/WHO 合同食品添加物専門家会議	29, 34
エライジン酸	27
エラムシ駆除	53
エンテロトキシン	17
黄色ブドウ球菌	17, 18, 43
オカダ酸	53
オキシ塩素化	51
オルニチン	33
オレイン酸	27
温暖化ガス	91

か　行

外殻電子	54
害虫抵抗性	89
海洋細菌	14, 86
カキエキス	48
核の崩壊	57
過酸化物	43
カダベリン	15
Cd	46
カネミライス油	19
環境汚染	46, 53, 91
環境汚染物質	46
韓国産ラーメン	49
悍菌	43
間接効果	43
完全殺菌	44

カンピロバクター	11, 85, 86
簡便性	8
管理限界	83
γ線	42, 58, 101
技術者倫理教育	89
偽装・改ざんから生まれたリスク	10
偽装表示	21
基底状態	55, 56
機能性表示食品	22, 61
キノホルム	64
義務表示食品	62
球菌	43
京都議定書	93
魚油	14
グリセロール	28
グリシドール	28, 29
グリシドール脂肪酸エステル	28, 29
グルタミン酸	33
クロロフェノール	51
経済性	8
経済効果	70
下痢性貝毒	53
健康増進法	22, 81
健康食品	60
健康被害	69
原子	54, 55
原子の崩壊	57
元素	54
高オレイン酸ダイズ	90
高血圧治療薬	64
光合成	4
高次構造	43
抗生物質	46
酵素タンパク質	37
国際がん研究機関	34
国際獣疫事務局(OIE)	39
国際食品規格委員会(Codex)	25
国際的汎用添加物	79
国際放射線防護委員会(ICRP)	100
国連専門機関(ICAO)	91
粉ミルク	25
^{60}Co(コバルト60)	42
コプラナーポリ塩化ビフェニール	20, 51
コロッケ	34

さ 行

細菌性食中毒	11
サイクラミン酸	29
差額関税制度	26
サキシトキシン	53
サプリメント	61
サリドマイド	64
サルモネラ菌	11, 17, 85
サンゴ	48
三色食品群	5
酸性雨	48
産地偽装	22
残留農薬	49
ジエチレングリコール	64
ジグリセライド	28
ジクロロプロパン	49
資源の枯渇	78, 91
死後硬直	14
事故米	24
自浄能力	49
自然災害	6
脂肪酸	28
自然との共生社会	94
自主管理認定制度	85
ジゼロシン	33

実質的同等性	89, 90
ジャガイモの発芽防止	44
自由経済社会	70, 88
手段・記録を文章化する	84
周期表	54
重金属汚染	46
硝酸根	35
賞味期限	87
消費期限	87
食中毒	11
食の安全性	69
食のリスク	11
食品安全委員会	39, 78
食品衛生法（食衛法）	22, 79
食品添加物	69
食品表示	88
食品表示法	22
食物アレルギー	61
食物アレルギー発症事例	62
食物連鎖	30, 46
JAS法	22, 80
照射臭	44
照射線量	44
除草剤	37, 90
除草剤耐性	37, 89
ショートニング	26
Cry9c	37
ジンマシン	61
水銀	30
水素添加	26, 27
水素結合	43, 56
スズ	35
スターリンク	37, 89
ストロンチウム(^{90}Sr)	101
スモークサーモン	24
生残菌数	43, 44, 45
清浄環境	46, 47
生食連鎖	23
製造工程の見直し	82
生体高分子	43
生物種の減少	91
世界気象機関（NMO）	91
世界共通の価値観	77
相補的DNA	38
ソルビン酸	29

た　行

ダイオキシン	20, 51
ダイオキシン類	51, 96
体内被曝	42, 46, 100
体内負荷量	96
大腸菌	17, 43
大量生産	88, 104
大量消費	88, 104
大量廃棄	88, 104
耐容一日摂取量（TDI）	52
脱炭酸酵素	33
WHO（世界保健機構）	27
胆管がん	49
地球温暖化	72, 91
窒素酸化物	48
中国産粉ミルク	25
中国産冷凍ギョーザ	49
中性脂肪	28
腸炎ビブリオ	11, 85, 86
直接効果	43
チラミン	15, 33
地理的表示法	80
チロシン	33
DHA	14, 90

D 値	43, 44, 45	白色ブドウ球菌	43
テトロドトキシン(TTX)	32	発疹チフス	50
TBHQ(t-ブチルヒドロキノン)	29	発色剤	29
DNA(遺伝子)	37	パパイア	90
DDT	8, 9	半減期	59, 97
電子	54, 55	ピエール・キュリー	2
天然マグロ	30	BSE(牛海綿状脳症)	39
同位体(アイソトープ)	57	BSE 感染牛	25
ドウモイ酸	53	ヒスタミン	15, 33
登録標章(GI マーク)	80	ヒスタミンアレルギー	16
毒化プランクトン	53	ひじき	31
毒性等価係数	96	ヒスチジン	16
特定保健用食品	60, 81	微生物汚染対策	85
特別用途食品	60, 81	砒素(As)	31
トラフグ	53	病原性大腸菌(O157)	43, 86
トランス型脂肪酸	8, 26, 27	表示不適切	10
鳥インフルエンザ	40	表示義務対象物	90
トリグリセライド	28	品質管理	80
トリプトファン	21	フィッシュミール(魚粉)	33
トリメチルアミン(TMA)	15	富栄養化	53
		フグの毒	32
な 行		腐食連鎖	23
内部被曝	100	ブドウ球菌(毒素型)	86
新潟県阿賀野川流域	49	不当表示	23
二酸化硫黄	29	プトレッシン	15
N-ニトロソジメチルアミン	35	腐敗	13, 15
日本農林規格(JAS 法)	80	不飽和脂肪酸	26, 27
農業害虫の駆除	50	フライドポテト	34
農薬	46, 70	プルトニウム(^{239}Pu)	101
ノロウイルス	12, 13	フレーバー・セーバー	38
		フロンクロロフルオロカーボン	93
は 行		β 線	58
肺炎球菌	43	β 崩壊	58
廃棄物の累積	91	ベロ毒素産生大腸菌(O157)	17
ハイドロクロロフルオロカーボン	93	変異源性物質	33

索　引　109

ベンゾピレン ·· 34, 49
ホウ素中性子補足療法 ······························· 2
飽和脂肪酸 ··· 26, 27
放射性物質 ·· 7, 41, 59
放射線 ·· 43
放射線化学 ·· 43
放射線殺菌 ··· 41, 43, 44
放射線照射 ·· 41, 44
放射能リスク ··· 101
放射能汚染 ······································ 41, 54, 102
放射能壊変 ·· 57
放射能の誘起 ·· 44
保健機能食品 ·· 60
ポジティブリスト ··· 95
ボツリヌス菌 ·· 17, 85
ポリアミン ··· 15
ポリ塩化ジベンゾ-パラ-ジオキシン···· 51
ポリ塩化ジベンゾフラン ··················· 20, 51
ポリ塩化ビフェニール（PCB） ················ 19
ポリガラクチュロナーゼ ···························· 37
ポリ臭素化ジフェニルエーテル ············ 99
ホルマリン ··· 35

ま　行

マーガリン ··· 8, 26
マラリア対策 ·· 50
水消費国 ··· 71
水俣病 ·· 72, 94
みりん干し ·· 33

メイラード反応 ··· 34
メタミドホス ·· 49
メチル水銀 ·· 30, 48
メラミン ··· 25
モントリオール議定書 ······························ 93

や　行

有害物質 ··· 35, 79
有機砒素 ··· 31
油脂食品 ··· 26
陽子 ··· 54
養殖フグ ··· 53
養殖マグロ ·· 30
ヨウ素(^{131}I) ··· 101
予測できないリスク ···································· 1

ら　行

ラウンドアップ ··· 37
リジン ·· 33
リスク ··· 1, 6
リスク管理 ·· 78
リスク情報交換 ·· 79
リスク評価 ·· 78
リステリア菌 ·· 17
緑膿菌 ·· 43
倫理観の欠如 ·· 74
励起状態 ··· 55
レイチェル・カーソン女史 ······················ 46
冷凍マグロ ·· 24

著者略歴 （2016.9.15現在）

渡辺悦生（わたなべ えつお）1940年生
 東京水産大学大学院水産学研究科（修士）修了，工学博士（東京工業大学）
 東京水産大学助手，助教授，教授を経て退官（1967～2004）
 東京海洋大学（旧東京水産大学）名誉教授
 日本水産学会名誉会員
 【専門】
  応用生物化学，水産分野におけるバイオセンサーの開発と応用
 【著書】
  『水産技術者の業務と技術者倫理』（2011年，恒星社厚生閣），『基礎から学ぶ食品科学』（2010年，成山堂書店），『ビジュアルでわかる魚の鮮度』（2007年，成山堂書店）など

大熊廣一（おおくま ひろかず）1951年生
 東洋大学大学院工学研究科応用化学専攻博士課程修了，工学博士
 淑徳短期大学食物栄養学科，新日本無線（株）を経て，東洋大学食環境科学部教授
 学校法人東洋大学常務理事，同大学産官学連携推進センター長など
 【専門】
  食品工学，応用生物化学，鮮度・ニオイなどのセンシング，可視化技術の開発
 【著書】
  『製品中に含まれる（超）微量成分・不純物の同定・定量ノウハウ』（2014年，技術情報協会），『食品・医薬品のおいしさと安全・安心の確保技術』（2012年，シー・エム・シー出版），『基礎から学ぶ食品科学』（2010年，成山堂書店）など

JCOPY <（社）出版者著作権管理機構　委託出版物>		
2017	2017年5月15日　第1版第1刷発行	
リスクと共存する社会		
著者との申し合せにより検印省略	著作者	渡　辺　悦　生 大　熊　廣　一
ⓒ著作権所有	発行者	株式会社　養賢堂 代表者　及川　清
定価（本体1600円＋税）	印刷者	星野精版印刷株式会社 責任者　入澤誠一郎

〒113-0033　東京都文京区本郷5丁目30番15号
発行所　株式会社 養賢堂
TEL 東京(03)3814-0911　振替00120-7-25700
FAX 東京(03)3812-2615
URL http://www.yokendo.com/
ISBN978-4-8425-0558-9　C3061

PRINTED IN JAPAN　　　製本所　星野精版印刷株式会社

本書の無断複写は著作権法上での例外を除き禁じられています。
複写される場合は、そのつど事前に、（社）出版者著作権管理機構
（電話 03-3513-6969、FAX 03-3513-6979、e-mail:info@jcopy.or.jp）
の許諾を得てください。